LE
PROTOXYDE D'AZOTE.

APPLICATION
AUX OPÉRATIONS CHIRURGICALES

ET PARTICULIÈREMENT

A L'EXTRACTION DES DENTS SANS DOULEUR

PAR

A. PRÉTERRE

CH. DENTISTE AMÉRICAIN
LAURÉAT DE LA FACULTÉ DE MÉDECINE DE PARIS
RÉDACTEUR EN CHEF DE *L'Art dentaire*
FOURNISSEUR DES HOPITAUX
MÉDAILLE D'OR UNIQUE A L'EXPOSITION DE 1867

Découverte du Protoxyde d'azote.
Préparation et propriétés. — Action physiologique et anesthésique.
Comparaison avec les autres méthodes d'anesthésie.
Opérations pratiquées dans les hôpitaux avec le Protoxyde d'azote.
Pièces justificatives.

6e ÉDITION, REVUE ET AUGMENTÉE

PARIS

CHEZ L'AUTEUR, 29, BOULEVARD DES ITALIENS
ET A LA SUCCURSALE DE SA MAISON
8, PLACE MASSÉNA, 8, A NICE

1870

LE
PROTOXYDE D'AZOTE.

APPLICATION

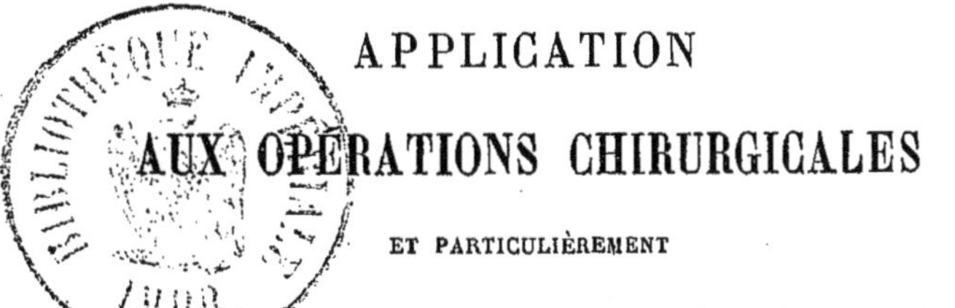

AUX OPÉRATIONS CHIRURGICALES

ET PARTICULIÈREMENT

A L'EXTRACTION DES DENTS SANS DOULEUR

PAR

A. PRÉTERRE

CH. DENTISTE AMÉRICAIN

LAURÉAT DE LA FACULTÉ DE MÉDECINE DE PARIS

RÉDACTEUR EN CHEF DE *l'Art dentaire*

FOURNISSEUR DES HOPITAUX

MÉDAILLE D'OR UNIQUE A L'EXPOSITION DE 1867

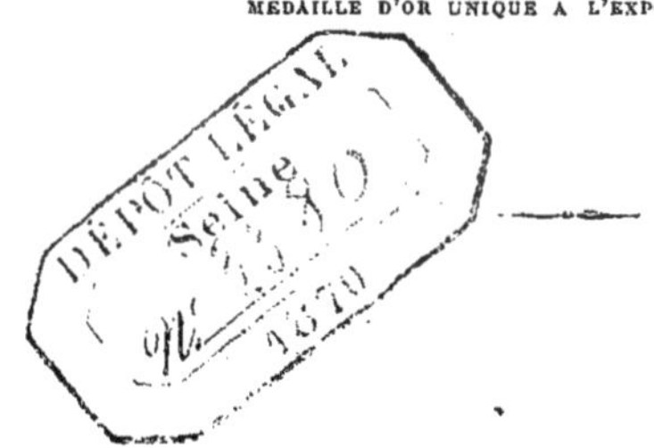

Mémoire présenté

au nom de M. Préterre à l'Académie des Sciences

par M. Coste,

à l'Académie de Médecine, par M. Ricord,

et renvoyé à la Commission du prix de physiologie

expérimentale.

PRINCIPALES PUBLICATIONS DE M. PRÉTERRE

TRAITÉ PRATIQUE DES MALADIES DES DENTS. 2e édition. 1 vol. in-18, illustré de nombreuses gravures. 3 fr. 50.

CONSEILS AUX PERSONNES QUI ONT PERDU DES DENTS. In-18, 1 fr.

DES ÉLIXIRS ET POUDRES DENTIFRICES. Leurs inconvénients. Notice sur la poudre et l'élixir Préterre. In-32, 1 fr.

DE LA PREMIÈRE ET DE LA SECONDE DENTITION, Conseils aux mères de famille. In 32, 1 fr.

TRAITÉ des divisions congénitales ou acquises de la voûte du palais et de son voile. 1 vol. in-8° illustré de 97 gravures. Prix, 15 fr.

MUSÉE DES RESTAURATIONS BUCCALES. Un album in-folio illustré de magnifiques planches gravées sur acier d'après nature, 50 fr. (Sous presse.)

L'ART DENTAIRE, 14 volumes in-8°, 10 fr. le volume. (Cette collection comprend les observations détaillées des malades confiés à M. Préterre par MM. les médecins et chirurgiens des hôpitaux de France et de l'étranger, et la description illustrée des appareils construits pour les diverses lésions de la bouche.)

Ces ouvrages se trouvent au bureau de l'*Art dentaire*, 29, boulevard des Italiens. Ils sont expédiés franco en échange d'un mandat ou de timbres-poste français.

PRINCIPALES RÉCOMPENSES DÉCERNÉES A M. PRÉTERRE

MÉDAILLE UNIQUE (PROTHÈSE)

A L'EXPOSITION UNIVERSELLE DE PARIS 1855.

—

GRANDE MÉDAILLE D'HONNEUR A L'EXPOSITION UNIVERSELLE DE LONDRES 1862.

—

GRAND PRIX DÉCERNÉ EN 1863 PAR LA FACULTÉ DE MÉDECINE DE PARIS

—

MÉDAILLE D'OR (UNIQUE), PARIS 1867, EXPOSITION UNIVERSELLE.

Paris. — Impr. de COSSE et J. DUMAINE, r. Christine, 2.

LE
PROTOXYDE D'AZOTE.

APPLICATION

AUX OPÉRATIONS CHIRURGICALES

ET PARTICULIÈREMENT

A L'EXTRACTION DES DENTS SANS DOULEUR

PAR

A. PRÉTERRE

CH. DENTISTE AMÉRICAIN

LAURÉAT DE LA FACULTÉ DE MÉDECINE DE PARIS

RÉDACTEUR EN CHEF DE *l'Art dentaire*

FOURNISSEUR DES HOPITAUX

MÉDAILLE D'OR UNIQUE A L'EXPOSITION DE 1867

Découverte du Protoxyde d'azote.

Préparation et propriétés. — Action physiologique et anesthésique.

Comparaison avec les autres méthodes d'anesthésie.

Opérations pratiquées dans les hôpitaux avec le Protoxyde d'azote.

Pièces justificatives.

6e ÉDITION, REVUE ET AUGMENTÉE

PARIS

CHEZ L'AUTEUR, 29, BOULEVARD DES ITALIENS

ET A LA SUCCURSALE DE SA MAISON

8, PLACE MASSÉNA, 8, A NICE

—

1870

AVIS.

—

Les opérations avec le protoxyde d'azote se pratiquent tous les jours à 2 heures et demie, chez M. A. Préterre, boulevard des Italiens, 29, les dimanches exceptés. Le nombre des personnes qui se présentent étant souvent élevé, il est bon de prévenir un jour à l'avance.

AU LECTEUR

On ne crée jamais quelque chose d'utile, a écrit quelque part le publiciste Capefigue, sans ameuter autour de soi les intelligences médiocres, les esprits passionnés et les ambitions déçues.

Depuis plus de vingt-cinq années que nous nous sommes dévoué au progrès et à la vulgarisation des connaissances relatives à la chirurgie dentaire, nous avons pu constater la justesse de la pensée qui précède, et, chose qui paraîtra peut-être étrange à ceux qui ne connaissent pas les hommes, l'opposition que nous avons rencontrée sous nos pas nous est venue de ceux-là mêmes qui avaient le plus profité de nos travaux et de nos recherches.

Le protoxyde d'azote a subi le sort commun. Introduit par nous, il y a plusieurs années, en Europe, où il était absolument ignoré comme anesthésique, il a bientôt été reconnu égal au chloroforme ou à l'éther, pour produire l'insensibilité pendant les grandes opérations chirurgicales et bien supérieur à ces deux agents, pour les opérations de courte durée, l'avulsion des dents notamment.

Ce qu'il nous a fallu de temps, de dépenses et d'ennuis pour arriver à établir cette vérité, ceux-là seuls qui ont suivi nos recherches peuvent s'en faire une idée. Non content de répéter publiquement nos expériences dans tous les hôpitaux, devant les noms les plus illustres de la chirurgie contemporaine (1), nous nous sommes mis encore à la disposition des nombreux médecins qui nous en ont fait la demande.

Nos patients efforts ont été couronnés d'un entier succès. La presse s'est longtemps occupée de nos expériences, et bientôt nous avons vu d'innombrables malades venir réclamer les bénéfices d'un procédé anesthésique qui offre au patient le double avantage de supprimer la douleur et d'être absolument inoffensif.

Ce succès a fait naître bien des convoitises, et bientôt nous avons vu accourir derrière nous la tourbe épaisse de ces imitateurs qui essaient de profiter des recherches des autres tout en s'efforçant de les déprécier.

Les uns sont venus nous demander des conseils, examiner nos appareils, puis se sont empressés de profiter de nos renseignements, tout en disant du mal de nos recherches. Un dentiste peu connu a trouvé moyen d'écrire, dans un dictionnaire de médecine fort connu, plusieurs pages sur les propriétés anesthésiques du protoxyde d'azote sans nous nommer, évitant même de citer notre Mémoire dans l'index bibliographique qui termine son article, alors que les traités

---

(1) Voir page 81 , la liste des médecins devant lesquels nous avons opéré et des opérations qui ont été pratiquées

les plus classiques, tels que l'ouvrage de Trousseau et Pidoux
les journaux (1) et les annuaires scientifiques les plus répan-
dus, avaient déjà fait connaître les expériences pratiquées par
nous dans les hôpitaux de Paris, et le contenu de notre Mémoire.

D'autres se sont engagés dans une voie en apparence
meilleure en essayant de perfectionner ce que nous avions
fait ; malheureusement ils ont oublié que le progrès ne s'ac-
complit qu'au prix d'investigations patientes et d'études la-
borieuses, et faute d'investigations et d'études, faute aussi
de connaissances scientifiques élémentaires, ils ont proposé à
notre méthode des perfectionnements dont l'énoncé seul
indique leur dangereuse ignorance.

Cette nouvelle édition de notre Mémoire contient quelques
additions importantes. Nous avons tenu à citer les noms
des médecins devant lesquels nous avons opéré afin qu'il ne
restât aucun doute dans l'esprit des lecteurs sur l'efficacité
de notre méthode.Nous ajouterons que, depuis les premières
éditions de notre brochure, nous avons tellement perfectionné les appareils servant à la préparation du protoxyde
d'azote que son administration est devenue aussi pratique
que celle du chloroforme et de l'éther. Son innocuité est telle
que nous n'hésitons pas à en faire usage pour les moindres
opérations.

Beaucoup de personnes qui n'osaient pas se faire poser
des appareils ou des pièces dentaires, dans la crainte de la

---

(1) Voir à la fin de ce travail quelques-uns des articles publiés sur
notre nouvelle méthode d'anesthésie par les principaux organes de la
presse scientifique et médicale.

douleur provoquée par l'extraction de quelques racines, et qui, ne pouvant plus mâcher ne pouvaient plus digérer, profitent chaque jour des bénéfices de notre méthode.

Nous ne faisons plus d'extractions de dents ni d'opérations douloureuses sur les dents, sans avoir préalablement soumis le malade à son influence. Sur 12,000 personnes environ auxquelles nous l'avons déjà administré, aucune n'a été incommodée. Après l'avoir respiré pour subir une opération, beaucoup d'individus nous demandent ensuite de le respirer par plaisir.

A. Préterre.

LE

PROTOXYDE D'AZOTE

APPLICATION A L'EXTRACTION DES DENTS

ET AUX

OPÉRATIONS CHIRURGICALES SANS SOUFFRANCE

CHAPITRE PREMIER

Histoire de la découverte des Propriétés anesthésiques du Protoxyde d'azote.

Il y a environ soixante ans, le chimiste anglais Davy reconnut que le protoxyde d'azote jouissait de la propriété de produire un sommeil accompagné de sensations agréables. Il écrivit sur ce gaz un volume dans lequel se trouve la phrase suivante :

« Le protoxyde d'azote *paraît* jouir, entre autres propriétés, de celle de détruire la douleur ; on pourrait probablement l'employer avec avantage dans les opérations chirurgicales qui ne s'accompagnent pas d'une grande effusion de sang. »

Les expériences de Davy sur l'action singulière du protoxyde d'azote furent répétées dans toute l'Europe ; mais personne ne songea à s'assurer si ce gaz possédait réellement les propriétés anesthésiques qu'il lui attribuait. *Divinum est opus sedare dolorem,* avait dit le père de la médecine. Cette œuvre divine paraissait être un rêve au-dessus des forces de l'homme et dont la réalisation était impossible. L'idée du grand chimiste ne fut donc pas vérifiée, et ce ne fut que quarante-six ans plus tard qu'on découvrit les propriétés anesthésiques de l'éther ; cependant elle n'avait pas été complétement oubliée : un an ou deux avant la découverte de l'éthérisation, un dentiste, dont nous-dirons plus loin l'histoire, Horace Wells, pensa à la vérifier. Il reconnut, à la suite de nombreuses expériences, que les individus placés sous l'influence du protoxyde d'azote ne ressentaient plus la douleur. Malheureusement une expérience tentée en public n'ayant pas réussi, il n'osa pas essayer de la renouveler, et le protoxyde d'azote retomba bientôt dans l'oubli.

L'éther et le chloroforme sont deux agents extrêmement précieux, mais, malheureusement aussi, très dangereux, car de l'aveu même de MM. Ricord, Sédillot, Robert, Baudens, Forget, etc., il faut poser cette redoutable question de vie et de mort quand on emploie soit le chloroforme, soit l'éther. On a fait beaucoup de tentatives dans le but de les remplacer, surtout pour les petites opérations chirurgicales (avulsion des dents, ouverture des abcès, etc.). Après beaucoup de recherches, les chirurgiens américains eurent l'idée, il y a environ trois ans, d'examiner de nouveau les propriétés du protoxyde d'azote. Ils reconnurent que ce gaz était un agent anesthésique bien supérieur, dans beaucoup de circonstances, à l'éther et au chloroforme, et actuellement ils en font chaque jour usage.

En France, les expériences des Américains sont restées pendant longtemps complétement inconnues ; personne ne paraît s'être occupé des propriétés anesthésiques du protoxyde d'azote ; les auteurs qui en font mention ne citent que les expériences, tentées sans succès, il y quarante ans (1).

Désireux de propager une méthode d'anesthésie qui nous paraît devoir rendre d'immenses services, nous avons répété sur une grande échelle les expériences faites en Amérique, en nous efforçant de rendre pratiques les moyens employés pour la préparation et l'administration du protoxyde d'azote. Nous avons promptement reconnu que pour toutes les opérations chirurgicales en général, et celles de peu de durée en particulier, ce gaz pouvait remplacer, avec beaucoup d'avantage, le chloroforme et l'éther. Ce sont les résultats de nos recherches que nous nous sommes proposé de faire connaître en écrivant cet ouvrage. Nous allons exposer les moyens à employer pour préparer le protoxyde d'azote, ses propriétés physiologiques et anesthésiques, et en le comparant ensuite aux différentes méthodes en usage pour détruire la douleur pendant les opérations chirurgicales, nous montrerons qu'il est le plus précieux des ancsthésiques.

---

(1) M. Demarquay, dans son excellent traité de *pneumatologie*, publié récemment, a consacré un intéressant chapitre aux propriétés physiologiques du protoxyde d'azote et résumé l'état de la science sur cette question ; mais il ne mentionne pas les travaux des Américains.

CHAPITRE II.

Préparation et propriétés chimiques du Protoxyde d'azote.

Le protoxyde d'azote, aussi nommé gaz hilarant en raison de l'action particulière qu'il exerce sur l'homme, est un corps gazeux à la température et à la pression ordinaires. Il est incolore et inodore, d'une saveur légèrement sucrée. Sa densité est de 1,52, celle de l'air prise pour unité. A une température de 100 degrés au-dessous de zéro il se solidifie ; sous une pression de 30 atmosphères, à la température de zéro, il se liquéfie.

Le protoxyde d'azote présente de grandes analogies avec l'oxygène ; c'est le seul gaz qui jouisse avec lui de la propriété de rallumer les corps en ignition : le soufre, le phosphore, plongés dans le protoxyde d'azote, y brûlent avec un vif éclat. Cette propriété du protoxyde d'azote d'entretenir la combustion ne tient, du reste, qu'à la forte proportion d'oxygène qu'il renferme et à la facilité avec laquelle il se décompose en présence des corps portés à une très-haute température.

Le protoxyde d'azote n'existe pas dans la nature ; sa découverte a été faite en 1776 par Priestley. On le prépare en décomposant l'azotate d'ammoniaque par la chaleur. Sous l'influence d'une température élevée, les principes renfermés dans ce sel se décomposent et se convertissent en eau et protoxyde d'azote, ainsi que l'indique l'équation suivante :

$$AzH^3,HO,AzO^5 = 2AzO + 4HO.$$

L'opération se fait en introduisant de l'azotate d'ammoniaque dans une petite cornue qu'on chauffe modérément avec une lampe ; le gaz qui se dégage est recueilli sur l'eau ou le mercure. Il importe de ne pas chauffer trop fortement l'azotate d'ammoniaque, d'abord parce que le dégagement du gaz pourrait être trop rapide et produire une explosion, ensuite parce qu'il pourrait aussi se dégager certaine quantité d'ammoniaque non décomposée ou de bioxyde d'azote résultant de la décomposition incomplète de l'acide azotique. Le gaz ainsi obtenu serait irrespirable.

Si pour la préparation du protoxyde d'azote on n'employait pas de l'azotate d'ammoniaque parfaitement pur, le gaz obtenu pourrait être mélangé d'une petite quantité de chlore provenant de la décomposition du chlorhydrate d'ammoniaque que l'azotate renferme souvent. Dans cet état, on ne pourrait pas le faire respirer sans inconvénients.

Pour obtenir dans un état de pureté absolue de grandes quantités de protoxyde d'azote, nous avons fait construire et installer dans notre laboratoire des appareils que nous avons successivement perfectionnés, et qui nous permettent d'obtenir à volonté de très-grandes quantités de gaz. En voici la description abrégée.

Dans un ballon chauffé au moyen d'une lampe à gaz (1), disposée de façon à permettre de mesurer avec précision

---

(1) Pour rendre parfaite la préparation du protoxyde, nous avons imaginé et fait breveter une lampe disposée de telle façon, que c'est le

l'intensité de la flamme, on place du nitrate d'ammoniaque *parfaitement pur* et on chauffe modérément ; condition essentielle pour avoir de bon gaz. Le gaz qui se dégage traverse une série de flacons laveurs contenant des agents chimiques susceptibles de neutraliser les produits impurs qui pourraient se dégager avec lui (eau distillée, sulfate de fer, potasse, acide sulfurique, etc.).

Ainsi purifié, le gaz arrive dans un gazomètre à cloche en fer-blanc d'environ 400 litres de capacité. Nous avons préféré le gazomètre à cloche à celui de Mistcherlich, généralement en usage dans les laboratoires, parce que toutes les fois qu'on a vidé le gaz que contient ce dernier, il faut le remplir d'eau, manœuvre très-fatigante quand on opère sur des volumes considérables. Avec le gazomètre à cloche, la même quantité d'eau sert indéfiniment. De plus, le protoxyde d'azote étant soluble dans l'eau, on en perdrait de grandes quantités à chaque opération si l'on ne se servait pas d'un liquide qui en soit saturé. A ce gazomètre, nous en avons ajouté deux autres de 300 litres de capacité, que nous nommons gazomètres de *condensation*, dans lesquels nous laissons séjourner le gaz pendant longtemps avant d'en faire usage. Toutes les matières volatiles qu'il a pu entraîner s'y déposent.

L'appareil que nous venons de décrire est installé dans

---

dégagement du gaz lui-même qui règle l'intensité de la flamme. On est sûr, par ce moyen, d'éviter de trop chauffer le ballon contenant le nitrate d'ammoniaque, et on est préservé de toute explosion. Ce perfectionnement, qui est de la plus haute importance, nous a demandé de très-longues recherches.

notre laboratoire. Au moyen de tubes en plomb ou en caoutchouc, nous faisons arriver ce gaz dans les cabinets d'opérations. Le tube destiné à fournir le protoxyde d'azote à
l'individu qui doit être soumis à son influence, pend près de
lui comme une cordon de sonnette. Quand on veut le lui
faire respirer, on n'a qu'à appliquer contre sa bouche l'embouchure qui termine le tube. Cette embouchure dont nous
faisons usage, et qui est de notre invention (brevetée s.g.d.g.),
est construite de façon que le gaz expiré est rejeté en dehors
au lieu d'être renvoyé dans l'appareil qui le fournit. En outre, elle permet de mélanger une certaine quantité d'air avec
le protoxyde d'azote.

L'appareil dont nous venons de faire la description est un
appareil de cabinet ; lorsqu'on veut transporter du gaz quelque part, on en remplit un sac terminé par un tube auquel
est adaptée une embouchure semblable à celle décrite plus
haut. Le remplir est chose extrêmement facile, puisqu'il n'y a
qu'à l'adapter à un des robinets de sortie du gaz. Malheureusement le gaz ne se conserve pas longtemps dans le sac
et est bientôt remplacé par de l'air atmosphérique qui y pénètre par endosmose.

Nous ferons remarquer, en terminant ce chapitre, qu'il
faut être chimiste et très-bon chimiste pour réussir à préparer du protoxyde d'azote parfaitement pur, et très-bon
opérateur pour opérer, car la rapidité est une condition
inévitable du succès. Un individu inexpérimenté, qui tente-
rait de fabriquer ce gaz, s'exposerait à de graves mé-
comptes.

CHAPITRE III.

Propriétés physiologiques du Protoxyde d'azote.

C'est le célèbre chimiste Humphry Davy qui découvrit les propriétés physiologiques du protoxyde d'azote. Il reconnut que ce gaz respiré pur produisait des sensations vives et agréables et une envie de rire irrésistible. Voici comment, dans un ouvrage publié sur ce corps en 1800, il décrit les effets qu'il éprouve en le respirant :

« Dès la première inspiration, j'ai vidé la vessie. Une saveur sucrée a, dans l'instant, rempli ma bouche et ma poitrine tout entière, qui se dilatait de bien-être. J'ai vidé mes poumons et les ai remplis encore ; mais, à la troisième reprise, les oreilles m'ont tinté, et j'ai abandonné la vessie. Alors, sans perdre précisément connaissance, je suis demeuré un instant promenant les yeux dans une espèce d'étourdissement sourd ; puis je me suis pris, sans y penser, d'éclats de rire tels que je n'en ai jamais fait de ma vie. Après quelques secondes, ce besoin de rire a cessé tout d'un coup, et je n'ai plus éprouvé le moindre symptôme. Ayant réitéré l'épreuve dans la même séance, je n'ai plus éprouvé le besoin de rire. »

Quelques jours plus tard, il recommença la même expérience et éprouva, après avoir respiré 5 litres de gaz contenus dans un sac de soie, les phénomènes suivants :

2

« La première impression consista dans une pesanteur de tête avec perte du mouvement volontaire. Mais une demi-minute après, ayant continué les inspirations, ces symptômes diminuèrent peu à peu et firent place à la sensation d'une faible pression sur tous les muscles ; j'éprouvais en même temps dans tout le corps une sorte de chatouillement agréable qui se faisait particulièrement sentir à la poitrine et aux extrémités. Les objets situés autour de moi me paraissaient éblouissants de lumière, et le sens de l'ouïe avait acquis un surcroît de finesse. Dans les dernières inspirations, ce chatouillement augmenta, je ressentis une exaltation toute particulière dans le pouvoir musculaire, et j'éprouvai un besoin irrésistible d'agir.

« Je ne me souviens que très-confusément de ce qui suivit : je sais seulement que mes gestes étaient violents et désordonnés. Tous ces effets disparurent lorsque j'eus suspendu l'inspiration du gaz ; dix minutes après, j'avais recouvré l'état naturel de mes esprits ; la sensation du chatouillement dans les membres se maintint seule pendant quelque temps.

Voici le récit d'une autre expérience :

« Je ressentis immédiatement une sensation s'étendant de la poitrine aux extrémités ; j'éprouvais dans tous les membres comme une sorte d'exagération du sens du tact. Les impressions perçues par le sens de la vue étaient plus vives, j'entendais distinctement tous les bruits de la chambre, et j'avais très-bien conscience de tout ce qui m'environnait. Le plaisir augmentant par degrés, je perdis tout rapport avec le monde extérieur. Une suite de fraîches et rapides images

passaient devant mes yeux ; elles se liaient à des mots inconnus et formaient des perceptions toutes nouvelles pour moi.
J'existais dans un monde à part. J'étais en train de faire
des théories et des découvertes quand je fus éveillé de cette
extase délirante par le docteur Kinglakle, qui m'ôta le sac
de la bouche. A la vue des personnes qui m'entouraient,
j'éprouvai d'abord un sentiment d'orgueil, mes impressions
étaient sublimes, et pendant quelques minutes je me prome-
nai dans l'appartement, indifférent à ce qui se disait autour
de moi. Enfin je m'écriai, avec la foi la plus vive et l'accent
le plus pénétré : Rien n'existe que la pensée : l'univers n'est
composé que d'idées, d'impressions, de plaisirs et de souffrance.

« Il ne s'était écoulé que trois minutes et demie durant
cette expérience, quoique le temps m'eût paru bien plus long
en le mesurant au nombre et à la vivacité de mes idées ; je
n'avais pas consommé la moitié de la mesure du gaz, je respirai le reste avant que les premiers effets eussent disparu.
Je ressentis des sensations pareilles aux précédentes : je fus
promptement plongé dans l'extase du plaisir, et j'y restai plus
longtemps que la première fois. Je fus en proie, pendant
deux heures, à l'exhilaration. J'éprouvai encore plus longtemps l'espèce de joie déréglée décrite plus haut qui s'accom-
pagnait d'un peu de faiblesse. Cependant elle ne persista
pas ; je dînai avec appétit, et je me trouvai ensuite plus dis-
pos et plus gai. »

Davy continua, pendant plusieurs mois, ses expériences ;
il respirait ordinairement 7 à 8 litres de gaz et ne prolongeait
jamais ses inspirations plus de deux minutes et demie.

Lorsqu'il était sous l'influence du protoxyde d'azote, il éprouvait le même bonheur que les Orientaux qui ont pris du hachisch, ainsi que l'on peut le voir par le passage suivant :

« Lorsque je respirai le gaz après quelques excitations morales, j'ai ressenti des impressions de plaisir vraiment sublimes.

« Le 5 mai, la nuit, je m'étais promené pendant une heure au milieu des prairies de l'Avon ; un brillant clair de lune rendait ce moment délicieux, et mon esprit était livré aux émotions les plus douces. Je respirai alors le gaz. L'effet fut rapidement produit. Autour de moi les objets étaient parfaitement distincts, seulement la lumière de la lampe n'avait pas sa vivacité ordinaire. La sensation de plaisir fut d'abord locale ; je la perçus sur les lèvres et autour de la bouche. Peu à peu, elle se répandit dans tout le corps, et au milieu de l'expérience elle atteignit à un moment un tel degré d'exaltation qu'elle absorba mon existence. Je perdis alors tout sentiment. Il revint cependant assez vite, et j'essayai de communiquer à un assistant, par mes rires et mes gestes animés, tout le bonheur que je ressentais. Deux heures après, au moment de m'endormir et placé dans cet état intermédiaire entre le sommeil et la veille, j'éprouvai encore comme un souvenir confus de ces impressions délicieuses. Toute la nuit, j'eus des rêves pleins de vivacité et de charme, et je m'éveillai le matin en proie à une énergie inquiète que j'avais déjà éprouvée quelquefois dans le cours de semblables expériences. »

On s'occupa beaucoup en Europe des expériences de Davy,

et chacun voulut les répéter. Excepté en France, où le gaz dont on se servait était mal préparé, tous les expérimentateurs éprouvèrent des sensations analogues à celles décrites par lui. Orfila, Vauquelin, Thénard et plusieurs autres chimistes français éprouvèrent des impressions douloureuses, parce que, ainsi que le fit très-bien remarquer Berzélius, le gaz dont ils faisaient usage contenait du chlore provenant de l'impureté des produits servant à le préparer ou de l'acide hypo-azotique qui se forme lorsqu'on chauffe trop le nitrate d'ammoniaque.

Des sociétés se formèrent pour étudier les propriétés du protoxyde d'azote. Voici en quels termes le naturaliste Pictet raconte ce qu'il observa à une séance où il fut conduit par Rumford :

« Nous étions cinq ou six disposés à faire l'essai, et ma qualité d'étranger me valut le privilége de commencer. A la troisième ou quatrième inspiration, j'entrai dans une série rapide de sensations nouvelles pour moi et difficiles à décrire. L'effet principal était dans la tête; j'entendais un bourdonnement; les objets s'agrandissaient autour de moi; il me semblait que ma tête grossissait rapidement. Je ne voyais plus qu'au travers d'un brouillard; je croyais quitter ce monde et m'élever dans l'Empyrée; j'étais pourtant bien aise, par une arrière-pensée que je me rappelle distinctement, de sentir autour de moi des amis, et le comte de Rumford en particulier, qui observait, ainsi que nous en étions convenus, la marche de mon pouls, lequel devint de l'irrégularité la plus extrême, et telle qu'il était comme impossible de le compter. Je cessai alors de respirer le gaz, et j'entrai dans

un état de calme approchant de la langueur, mais extrêmement agréable. Loin de rechercher l'action musculaire, je
répugnais à tout mouvement; j'éprouvais d'une manière
exaltée le simple sentiment de l'existence, et ne voulais rien
de plus. En peu de minutes, je revins à l'état tout à fait naturel.

« M. Blacford me succéda : ce fut un tout autre genre.
Une activité extrême et qui approchait tout à fait de l'état de
convulsions ; ensuite une gaieté bruyante, bientôt suivie
d'une jouissance plus calme, et enfin de l'état naturel.

« M. Eighe vint après. Celui-là n'était pas de la classe des
langoureux ; son agitation devint telle sur la fin des inspirations, qu'on voulut lui ôter la vessie; il la retint de toutes
ses forces, puis, lorsqu'elle fut épuisée, il se mit à rire, à parler avec beaucoup de vivacité; il disait que de sa vie il n'avait
éprouvé rien d'aussi agréable. »

A ce qui précède nous ajouterons ce que nous avons observé sur nous-même et sur un grand nombre de personnes.
Nous dirons, en thèse générale, que l'impression que l'on
ressent sous l'influence du gaz varie suivant le tempérament
des individus et surtout suivant la disposition morale dans
laquelle ils se trouvent. Lorsqu'on le fait respirer à une personne qui va subir une opération, et par conséquent est toujours triste et inquiète, il est plus rare qu'elle éprouve les
sensations agréables précédemment décrites. Dans le cas contraire l'hilarité se manifeste presque toujours au début de
l'inhalation. Entre le moment où l'on commence à respirer
le protoxyde d'azote et celui où l'on se réveille il ne s'écoule
guère plus de trois minutes. Souvent le sommeil ne dure pas

plus de 40 à 50 secondes. Les effets sont exactement les mêmes lorsqu'on respire le gaz avant ou après les repas. Le réveil est prompt et n'est suivi d'aucune sensation désagréable, contrairement à ce qui a lieu dans l'anesthésie produite par l'éther et le chloroforme.

Le protoxyde d'azote ne produit jamais le moindre accident quand il est bien préparé; nous l'avons respiré jusqu'à quinze fois par jour sans en ressentir la moindre gêne.

CHAPITRE IV.

Propriétés anesthésiques du Protoxyde d'Azote.

C'est une triste histoire que celle de la découverte des propriétés anesthésique du protoxyde d'azote, une histoire qui montre à quel hasard tient souvent le succès des grandes inventions.

Dans l'ouvrage de Davy se trouve, ainsi que nous le disions dans notre premier chapitre, la phrase suivante :

« Le protoxyde d'azote *paraît* jouir, entre autres proprié-
« tés, de celle de détruire la douleur; on pourrait *probable-*
« *ment* l'employer avec avantage dans les opérations chirur-
« gicales qui ne s'accompagnent pas d'une grande effusion
« de sang. »

Ce fut Horace Wells, dentiste d'Hartford, petite ville du Connecticut (États-Unis), qui eut, en 1844, l'idée de vérifier l'hypothèse émise en 1800 par Davy. Il commença par se faire arracher une dent pendant qu'il était sous l'influence du protoxyde d'azote, et n'éprouva aucune douleur. La même opération, répétée sur une douzaine d'individus, donna des résultats identiques.

On comprend quelle joie dut ressentir Horace Wells en faisant une semblable découverte, abolir la douleur ! Ce rêve, poursuivi par l'humanité depuis tant de siècles, était enfin résolu. Il partit pour Boston afin de répéter ses expériences devant les médecins de la Faculté. En présence des professeurs et des élèves rassemblés, il enleva une dent à un malade préalablement endormi avec le protoxyde d'azote. Soit que le gaz fût mal préparé ou le patient incomplétement endormi, l'opération ne se fit pas sans douleur. Les assistants sifflèrent sans songer que ce n'était pas sur une seule expérience qu'on pouvait juger une invention aussi importante et sans se rappeler surtout qu'une grande découverte ne sort jamais complète et avec tous ses détails du cerveau d'un seul homme. Profondément attristé, Wells n'osa pas répéter son expérience. Il partit pour Hartford et abandonna sa profession.

Deux ans plus tard les propriétés anesthésiques de l'éther étaient découvertes, en Amérique, par un chirurgien et un dentiste, Jackson et Morton.

Horace Wells, qui avait des droits au mérite d'avoir découvert une substance capable d'abolir la douleur, partit pour l'Europe, afin de répéter ses expériences sur le protoxyde d'azote. Partout il fut éconduit. Fatigué de lutter, il retourna aux États-Unis, et, peu de temps après son arrivée, se plaça dans un bain, s'ouvrit les veines, et, afin de mourir sans souffrance et profiter au moins une fois d'une invention à laquelle il avait pris une si grande part, il s'anesthésia avec de l'éther. Horace Wells mort, personne ne s'occupa plus du protoxyde d'azote, l'éther et le chloroforme donnant de magnifiques résultats. Cependant on s'aperçut bientôt que ces deux substances présentaient des dangers sérieux, et on hésita de plus en plus à les employer pour les petites opérations de la chirurgie, avulsion des dents, ou-

verture des abcès, des panaris, etc. Les chirurgiens, ceux de
l'Amérique surtout, cherchèrent pour les remplacer dans ces
circonstances quelque chose de moins dangereux. La compression, l'électricité, le froid, etc., furent successivement
essayés, ainsi que nous le dirons plus loin, et bientôt aban-
donnés.

Il y a quelques années, plusieurs médecins aux États-Unis
et notamment notre frère, le docteur A^{de} Préterre, pensèrent
à expérimenter de nouveau le protoxyde d'azote et reconnurent que ce gaz était un agent anesthésique extrêmement
précieux. Il produit sans danger et avec une grande rapidité
le sommeil anesthésique. Sa supériorité sur les autres agents
a bientôt été admise, et actuellement on en fait usage sur
une large échelle aux États-Unis.

Désireux de nous assurer par nous-même de la valeur d'une
découverte qui nous semblait destinée à un grand avenir,
nous avons fait construire l'appareil décrit plus haut et nous
avons entrepris un grand nombre d'expériences. Le succès a
justifié notre attente : nous avons constamment obtenu avec
la plus grande rapidité une anesthésie complète et de courte
durée. Les innombrables expériences que nous avons répétées
dans les hôpitaux de Paris, et dont tous les journaux ont entretenu leurs lecteurs, sont là pour prouver aux plus incré-
dules que la chirurgie vient de s'enrichir d'un agent anesthésique extrêmement précieux. « Le nier serait nier la lumière, »
disait récemment M. le Dr de Saint-Germain.

L'anesthésie produite par le protoxyde d'azote est extrêmement rapide ; après une à deux minutes au plus elle est
obtenue. Elle dure en général de 30 à 50 secondes, temps

parfaitement suffisant pour pratiquer une petite opération (ongle incarné, dents, abcès, etc.). En prolongeant les inspirations du gaz, nous avons obtenu plusieurs minutes d'anesthésie. En Amérique, les chirurgiens se sont peu à peu enhardis et ils en sont arrivés maintenant à pratiquer toute sorte d'opérations chirurgicales avec le protoxyde d'azote. Ils ont reconnu qu'un individu pouvait être placé sans inconvénient pendant plus de vingt minutes sous l'influence du protoxyde d'azote (1).

Nous ne voulons entrer ici dans aucune considération sur le mode d'action du protoxyde d'azote; nous dirons seulement qu'il nous semble que l'anesthésie qu'il produit est obtenue beaucoup trop vite pour qu'on puisse admettre qu'il agisse en asphyxiant comme le chloroforme. Il nous paraît probable qu'il possède sur le système nerveux une action spéciale comparable à celle de la morphine et des autres narcotiques. C'est une question que les expériences que nous exécutons actuellement sur les animaux nous permettront bientôt de résoudre. Nous sommes convaincu que le protoxyde d'azote est un agent utile qui sera bien vite adopté en France pour les petites opérations chirurgicales. On hésite souvent, et avec raison, à soumettre un malade à l'action de l'éther ou du chloroforme pour une petite opération telle que celle de l'ongle incarné, l'extraction d'une dent, l'ouverture d'un abcès, etc.; car on sait que l'anesthésie produite par ces substances a

____

(1) Nous publierons prochainement un mémoire sur l'emploi du protoxyde d'azote pour abolir la douleur pendant les grandes opérations chirurgicales, et le moyen d'obtenir facilement, avec ce gaz, un sommeil de longue durée exempt de tout danger.

souvent été suivie de mort. Le protoxyde d'azote ne présente au contraire, quand on l'emploie parfaitement pur, aucun danger. A l'époque où on a commencé à l'étudier, c'est-à-dire il y a plus de soixante ans, des milliers d'individus l'ont respiré sans inconvénient. Il ne s'est produit des accidents que lorsqu'on respirait le gaz impur. Nous avons respiré plusieurs centaines de fois le protoxyde d'azote sans en être nullement incommodé; il en a été de même chez toutes les personnes auxquelles nous l'avons administré. Une seule fois nous avons vu, après une opération, un individu, en proie à une hallucination passagère, vouloir s'échapper de nos mains. Mais cet effet, qui se produit du reste très-fréquemment quand on prend certaines substances narcotiques telles que le stramonium et le haschich, s'est promptement dissipé.

A la suite d'une note présentée en notre nom à l'Académie des sciences par M. Cloquet, une discussion s'est élevée sur les propriétés du protoxyde d'azote. M. Chevreul a fait remarquer que les chimistes qui le respirèrent en France, il y a 60 ans, en furent incommodés. Berzélius a donné, il y a déjà longtemps, l'explication de ce fait en disant que le gaz employé contenait du chlore et du bioxyde d'azote. Il est bien évident que dans cet état le protoxyde d'azote est parfaitement irrespirable. Toutes les personnes qui en feront usage dans ces conditions en éprouveront de fâcheux effets, ainsi que cela est arrive récemment à un Allemand, M. Hermann. Ce n'est pas au protoxyde d'azote qu'il faut s'en prendre des insuccès obtenus, mais uniquement à la maladresse des opérateurs. Nous avons administré le gaz plusieurs milliers de fois sans observer le plus léger accident, et il en a été de même en Amérique.

Le protoxyde d'azote nous paraît donc un agent anesthésique extrêmement précieux. Sans doute on ne le substituera pas complétement à l'éther et au chloroforme; mais en raison de son innocuité, on lui donnera la préférence sur ces deux corps toutes les fois qu'on l'aura sous la main (1).

Voici comment le docteur Barker s'est récemment exprimé au sujet du protoxyde d'azote dans un travail publié en Amérique :

« Ainsi que l'alcool, le protoxyde d'azote agit comme stimulant sur le système; l'un et l'autre, pris en quantité modérée, excitent la gaieté et produisent l'ivresse. Absorbés en quantité plus considérable, ils amènent le narcotisme et l'insensibilité. Le protoxyde d'azote diffère de l'éther et du chloroforme par le pouvoir d'entretenir la combustion et la respiration; ces deux autres anesthésiques agissent probablement comme sédatifs, en déprimant le système nerveux et abaissant ainsi l'action vitale au-dessous de son point normal. Le protoxyde d'azote, au contraire, par ses influences stimulantes augmente la force nerveuse et surélève l'action vitale, et cependant les deux sortes d'agents produisent en définitive le même effet : l'insensibilité totale. »

Afin de mettre en évidence la supériorité du protoxyde

---

(1) Ainsi qu'on l'a vu plus haut, la plupart des médecins des hôpitaux de Paris ont fait, avec nos appareils et le gaz que nous avons mis à leur disposition, des expériences dont ils ont été émerveillés. Presque tous les journaux scientifiques ou politiques ont entretenu le public de nos recherches.

d'azote sur les autres agents anesthésiques, nous allons, en nous plaçant toujours au point de vue des opérations de courte durée, examiner successivement les différents procédés en usage pour supprimer la douleur.

CHAPITRE V.

Des différents procédés en usage pour abolir la douleur. Supériorité du Protoxyde d'azote sur les divers agents anesthésiques dans les opérations de courte durée.

Pour abolir la douleur pendant une opération chirurgicale, il faut, ou détruire la sensibilité de l'organe sur lequel on opère, ou celle du cerveau qui perçoit la sensation. Tous les procédés d'anesthésie connus ont pour but d'arriver à un de ces résultats.

L'anesthésie peut être générale ou locale. Celle générale se rapporte à tout l'organisme, celle locale à une région déterminée du corps.

§ 1ᵉʳ. — Anesthésie générale.

Ether. — Paraît posséder une action spéciale sur les centres nerveux et agir à la façon de la morphine et des autres narcotiques. Sans qu'on puisse en déterminer parfaitement la cause, beaucoup d'individus ont succombé à la suite de son administration, malgré les soins pris par les opérateurs (1).

Chloroforme. — Beaucoup plus dangereux que l'éther. L'anesthésie qu'il produit résulte d'un état d'asphyxie dé-

---

(1) Voyez sur cette question les savants travaux du docteur Ozanam.

terminé par l'action directe de ce corps sur les voies respiratoires. A la suite de son administration, à demi coagulé, ne circule plus dans les capillaires.

Amylène. — Agent anesthésique peu usité et qu'on emploie comme le chloroforme. Son emploi a plusieurs fois occasionné la mort.

Rhigolène. — L'abbé Moigno a bien voulu nous remettre un échantillon de cette substance dont on s'est beaucoup occupé en Amérique il y a quelque temps, et que le professeur Bigelow, de Boston, prétend supérieure à l'éther comme agent d'anesthésie locale. Nous n'avons pas obtenu les résultats dont plusieurs journaux ont parlé. Du reste, ce composé est d'une odeur si désagréable, qu'il est douteux qu'on parvienne à le faire adopter dans la pratique de la chirurgie dentaire.

Kérosolène. — Produit qu'on obtient en distillant le pétrole. Il a été essayé en Amérique comme anesthésique. Il ne présente aucune supériorité sur les précédents.

Nitrate de méthyle. — Récemment expérimenté par le docteur Richardson. C'est un anesthésique puissant à la dose de 10 à 20 gouttes, trop puissant même pour qu'on puisse l'employer en chirurgie.

Nitrate d'amyle. — Anesthésique encore plus actif que le précédent, 5 ou 6 gouttes suffisent pour amener le sommeil. C'est un composé fort dangereux.

Gaz d'éclairage. — Expérimenté comme anesthésique par le docteur Nunnely. Ce composé, *quand il est pur,* produit le sommeil, mais si on l'employait tel que nous le livre l'industrie, c'est-à-dire mélangé à divers produits sulfurés, il constituerait un poison violent.

Bichlorure de méthylène. — On s'occupe beaucoup en Angleterre, depuis quelque temps, de ce nouvel agent anesthésique, découvert par M. Richardson et expérimenté avec succès par M. Spencer Wells dans plusieurs opérations dont quatre ovariotomies. D'après les médecins qui l'ont étudié il endormirait beaucoup plus rapidement que le chloroforme et le réveil se ferait sans fatigue ni céphalalgie.

Le bichlorure de méthylène est un des quatre composés auxquels donne naissance l'action du chlore sur l'éther méthylique. Les trois autres sont : le chlorure de méthyle, le chloroforme et le tétrachlorure de carbone.

Ces quatre composés jouissent des propriétés anesthésiques : celles du chloroforme sont bien connues ; celles du tétrachlorure de carbone ont été constatées l'année dernière ; celles du chlorure de méthyle et du bichlorure de méthylène viennent d'être expérimentées par Richardson, qui a reconnu que le dernier de ces corps méritait la préférence.

Pour se rendre un compte exact de la valeur médicale de ces composés, M. Richardson a fait respirer à des animaux une atmosphère chargée de leurs vapeurs dans une certaine proportion. Il a ainsi reconnu que la mort arrivait trois fois plus vite avec le tétrachlorure de carbone et deux fois plus vite avec le chloroforme qu'avec le bichlorure de méthylène.

M. Richardson a aussi constaté que ce corps était très-rapidement éliminé de l'organisme, ce qui explique pourquoi le réveil n'est suivi d'aucune fatigue.

Le temps nécessaire pour rendre l'anesthésie complète varie de 3 à 7 minutes avec le chlorure de méthylène. La dose est supérieure à celle qu'exige le chloroforme.

Chloral. — Cette substance très-étudiée en ce moment est un calmant plutôt qu'un anesthésique. On l'administre sous forme de boisson. 1 à 2 grammes suffisent généralement à amener le sommeil. Il faut au moins 5 à 6 grammes pour amener l'anesthésie quand on peut la produire.

Disons en terminant que, d'après les savantes recherches du Dr Ozanam, toute la série des corps carbonés volatils ou gazeux est douée du pouvoir anesthésique, pouvoir d'autant plus prononcé que ces corps sont plus riches en carbone. Le carbone, d'après ce médecin, serait le seul principe auquel il faudrait rapporter les phénomènes d'excitation puis d'anesthésie qui se produisent dans l'emploi des substances anesthésiques.

Quant aux anesthésiques ne contenant pas de carbone, tels que le protoxyde d'azote, ils agiraient en ralentissant l'hématose et l'expulsion de l'acide carbonique qui se forme continuellement dans l'économie.

§ 2. — Anesthésie locale.

Anesthésie par compression des vaisseaux. — Ce genre d'anesthésie, quoique très-ancien, a été peu étudié. Il paraît cependant établi que toutes les fois qu'une partie du corps cesse d'être baignée par le sang, il y a insensibilité de cette partie.

Cette méthode d'anesthésie a été essayée par M. Velpeau pour pratiquer l'opération de l'ongle incarné. On ne peut l'appliquer à toutes les parties du corps, et, du reste, elle est dangereuse. Pour être efficace, en effet, la compression doit être énergique, et la compression de petits filets nerveux peut en altérer la structure et amener la paralysie du membre. La stase du sang dans les vaisseaux peut, en outre, avoir pour résultat la gangrène.

Anesthésie par le froid. — Cette méthode d'anesthésie ressemble beaucoup à la précédente. Dans la partie congelée, la circulation s'arrête, et l'insensibilité résulte surtout du défaut d'afflux du sang.

On obtient la congélation des tissus par l'application directe d'un mélange réfrigérant ou en dirigeant sur la peau un jet d'eau liquide capable de s'évaporer très-vite et par conséquent de produire beaucoup de froid.

L'anesthésie locale, par application d'un mélange réfrigérant, peut rendre quelques services lorsqu'il s'agit d'opérations n'attaquant que les régions tout à fait superficielles des organes.

L'anesthésie locale, par le froid obtenu au moyen d'un liquide volatil mis au contact de la peau, ne produit pas de meilleurs résultats que la méthode précédente. On a imaginé, dans ces derniers temps, un grand nombre d'appareils pour projeter à la surface de la peau de grandes quantités d'un liquide volatil, l'éther, par exemple, en un temps très-court. L'appareil de Richardson, avantageusement modifié par Robert et Colin, que nous avons été un des premiers à essayer, est celui qui est le plus commode pour l'application de ce système.

L'insensibilité obtenue par ce moyen réfrigérant est très-superficielle ; car, si elle permet de diviser la peau sans douleur, il n'en est plus de même lorsque l'on pénètre dans la profondeur des tissus. C'est ce qui résulte clairement d'une discussion à la Societé de chirurgie sur ce sujet (séances du 14 mars et du 4 avril), discussion à laquelle ont pris part MM. Velpeau, Foucher, Lefort, etc., etc.

La question reste donc à peu près au même point ; malgré la facilité, que donne l'appareil de Richardson, de produire du froid, et partant de l'insensibilité, on peut toujours se demander si les mélanges réfrigérants n'offrent pas des avantages marqués. Telle a semblé être l'opinion de M. Velpeau.

M. Delcominète, professeur suppléant à l'École de médecine de Nancy, a repris comme agent d'anesthésie locale un corps que M. Simpson avait tenté d'appliquer pour produire l'anesthésie générale, et auquel ce chirurgien avait dû renoncer à cause de certains inconvénients, notamment une odeur insupportable et la persistance des effets anesthésiques : nous voulons parler du sulfure de carbone, mais ce composé paraît n'agir également que comme réfrigérant.

De ce qui précède, on comprend qu'à notre point de vue spécial, la pratique n'a guère gagné, car si le froid peut permettre d'inciser la peau sans douleur, il est sans action quand il faut insensibiliser un nerf aussi profondément caché et aussi protégé que le nerf dentaire ; ajoutons que l'application n'est pas très-facile.

Anesthésie locale obtenue au moyen de l'électricité. — Ce procédé d'anesthésie a été imaginé par un dentiste américain. Nous avons été le premier à le faire connaître en France ; au moyen de l'électricité, nous sommes parvenu à pratiquer sans douleur un grand nombre d'opérations. Malheureusement, les résultats qu'on obtient sont loin d'être constants. Si un grand nombre d'opérés ne ressentent aucune douleur, d'autres, au contraire, n'éprouvent aucun soulagement.

Nous venons de passer successivement en revue les différents procédés d'anesthésie en usage jusqu'ici pour abolir la douleur. Tous, ainsi que nous l'avons vu, présentent des inconvénients plus ou moins sérieux. Ceux employés pour produire l'anesthésie générale sont dangereux ; ceux en usage pour obtenir l'anesthésie locale sont inefficaces. Le protoxyde d'azote, pensons-nous, ne présente pas les mêmes inconvénients : aussi croyons-nous pouvoir, comme résumé de notre travail, poser les conclusions suivantes :

1° Le protoxyde d'azote jouit de la propriété de produire très-rapidement un sommeil anesthésique de courte durée ;

2° Lorsque ce gaz est employé *parfaitement pur*, il peut être respiré sans danger et ne produit jamais d'accident ;

3° Pour toutes les opérations de peu de durée, avulsion des dents, extraction des ongles incarnés, ouverture des abcès, etc., on doit lui donner la préférence sur tous les agents anesthésiques connus.

CHAPITRE VI.

De la liquéfaction du Protoxyde d'azote.

Quelques dentistes, peu au courant des principes les plus élémentaires de la physique, ont proposé, dans ces derniers temps, de faire usage du protoxyde d'azote comme anesthésique. Cette proposition ayant été accueillie par plusieurs journaux, nous avons cru utile de faire connaître les propriétés de ce gaz à l'état liquide.

La découverte de la propriété que possèdent certains gaz, de passer à l'état de liquide sous l'influence du froid ou de la pression, est toute moderne. Avant l'illustre physicien Faraday, dont la science déplore la perte récente, on ignorait que la plupart des gaz placés dans des conditions convenables peuvent être liquéfiés et même solidifiés.

Lavoisier, supposant la terre portée dans les froides régions des espaces célestes, admettait que l'air, faute d'un degré de chaleur suffisant, ne pourrait rester à l'état gazeux, et il en résulterait, ajoutait l'illustre chimiste, de nouveaux liquides dont nous n'avons aucune idée.

L'illustre Faraday fut le premier qui réussit, il y a trente ans environ, à faire passer les corps de l'état gazeux à l'état liquide sous l'influence du froid ou de la pression.

Les appareils dont il se servait d'abord étaient fort simples. Il renfermait dans un tube de verre de faible capacité, recourbé en siphon, les matières susceptibles de dégager par leur réaction un grand volume de gaz. En se dégageant dans un espace limité, le gaz se liquéfiait par sa propre pression, et se condensait dans une des branches du tube, qu'on avait eu préalablement soin d'entourer d'un mélange réfrigérant.

Ce procédé était facile, mais aussi fort dangereux, car ces gaz, soumis à des pressions dépassant quelquefois 50 atmosphères, devaient faire éclater les tubes dans lesquels ils s'étaient produits, ce qui arrivait fréquemment.

Faraday eut bientôt recours à des procédés plus scientifiques et entreprit sur ce sujet une série d'expériences dont les résultats sont consignés dans un mémoire qu'il publia sous ce titre : *On the liquefaction and solidification of bodies generally existing as gas*, dans les *Philosophical Transactions of the royal Society of London*, année 1845. Ce mémoire étant très-peu connu en France, nous allons donner une traduction de ses parties les plus essentielles.

Les expériences précédemment faites sur la liquéfaction des gaz et les résultats qui de temps en temps ont été ajoutés à cette branche de nos connaissances, spécialement par M. Thilorier (1), m'avaient, dit Faraday, laissé le désir constant de répéter mes recherches. Ce désir, ainsi que les

---

(1) Les expériences auxquelles Faraday fait allusion sont celles de Thilorier sur la liquéfaction de l'acide carbonique. Le résultat en est consigné dans le tome 60 des *Annales de physique et de chimie*.

considérations qu'on pouvait tirer de la simplicité et de
l'unité apparente de la constitution moléculaire des corps
quand ils sont réduits en vapeur ou gaz d'après les expériences de M. Cagnard de Latour, et l'espoir de voir l'azote,
l'oxygène, l'hydrogène à l'état solide ou liquide et ce dernier peut-être à l'état métallique, m'ont engagé à persévérer
dans mes expériences sur ce sujet, et, bien que mon succès
n'ait pas été aussi grand que je l'espérais, je crois cependant que quelques-uns des résultats obtenus, ainsi que la
manière de les obtenir, pourront intéresser la Société royale,
surtout si on remarque que mes expériences peuvent être
plus étendues que je n'ai pu le faire.

Mon but, ainsi que celui des autres expérimentateurs,
fut de soumettre le gaz à une pression considérable en même
temps qu'à une température fort basse. Pour obtenir la
pression, j'employais deux pompes à air fixées sur une table.
La première pompe avait un piston d'un pouce de diamètre,
et la seconde d'un demi-pouce de diamètre. Elles étaient
unies par un conduit disposé de manière à forcer le gaz de
la première de passer à travers les soupapes de la seconde.
Cette seconde pouvait recevoir le gaz déjà condensé à 10,
15 ou 20 atmosphères et le chassait à une pression supérieure dans le récipient destiné à le recevoir en dernier lieu.

Les gaz sur lesquels on voulait expérimenter étaient pré-
parés et conservés dans des gazomètres ou des cloches, puis
chassés par pression dans des tubes condensateurs. Quand
les gaz étaient recueillis sur l'eau ou qu'ils pouvaient en
contenir, ils passaient, en se rendant du gazomètre à la

pompe, à travers un tube de verre entouré d'un mélange de glace et de sel à 0 Fahrenheit.

Les tubes condensateurs étaient de verre vert à bouteille de 1/6 à 1/7 de pouce de diamètre extérieur, et de 1/42 et 1/30 de pouce d'épaisseur. Ils étaient disposés de deux manières : les uns horizontalement et munis d'une courbure qui leur permettait de plonger dans le liquide réfrigérant ; les autres, en forme de siphon renversé, pouvaient être refroidis dans leur partie inférieure, quand cela était nécessaire. Dans la partie horizontale du tube recourbé et dans la plus longue branche du siphon, on pouvait introduire des manomètres quand cela était nécessaire.

(*Le Mémoire de Faraday est ici accompagné de deux figures explicatives que nous croyons inutile de reproduire.*)

Les tubes étaient réunis aux pompes par des douilles et pièces d'assemblage semblables à celles des pompes à gaz ordinaires, mais faites avec plus de soin. Les douilles portaient des ouvertures assez grandes pour que les extrémités des tubes de verre y entrassent librement et étaient munies à l'intérieur d'un pas de vis qui facilitait l'adhérence du mastic. On rendait les bouts des tubes de verre rugueux au moyen d'une lime, et pour fixer une douille, les pièces étaient chauffées de façon à fondre le mastic avant d'ajuster leurs extrémités : ces jointures, supportant des pressions variant de 30 à 50 atmosphères, ne manquèrent qu'une fois sur 100 expériences environ.

..... Toutes les jointures étaient rendues étanches au moyen de feuilles de plomb.

J'ai souvent soumis ces tubes à une pression de 50 atmosphères, sans accident ni rupture. Avec l'assistance de M. Adam, j'ai essayé leur résistance à la presse hydraulique et obtenu les résultats suivants : un tube de 0,24 de diamètre extérieur et de 0,0175 de pouce d'épaisseur, éclatait à une pression de 64 atmosphères, en représentant par 15 lb. par pouce carré la pression d'une atmosphère. Un tube dont je m'étais servi, de 0,225 de pouce de diamètre extérieur et de 0,03 de pouce d'épaisseur, supporta une pression de 118 atmosphères sans se briser et sans rupture du capuchon ou du mastic.

Un tube comme ceux que j'employais pour dégager les gaz sous pression, ayant 0,6 de pouce de diamètre extérieur et 0,035 d'épaisseur, éclata sous une pression de 25 atmosphères.

Ces données peuvent servir à choisir des tubes assez forts pour résister aux pressions auxquelles on veut les soumettre. L'instrument employé pour mesurer le degré de pression auquel le gaz était soumis dans le condensateur consistait en un petit tube de verre fermé à son extrémité inférieure par une colonne de mercure se mouvant dans son intérieur. Par l'expression 10 ou 20 atmosphères j'entends une force capable de réduire une masse d'air au 10e ou au 20e du volume qu'elle occupait à la pression de 30 pouces de mercure. Pour soumettre ces tubes au plus grand froid possible, j'employais le mélange de Thilorier, composé d'acide carbonique solide et d'éther. Un vase de terre de 4 pouces cubes de volume était placé dans un autre vase un peu plus large ;

on enveloppait de quelques doubles de flanelle et on plaçait le mélange réfrigérant dans le vase intérieur. Un tel bain peut durer 20 à 30 minutes, sans que l'acide carbonique perde l'état solide, et les tubes de verre peuvent y être plongés sans se rompre.

Mais comme je fondais mes espérances de succès plutôt sur l'abaissement de la température que sur l'élévation de la pression, je tâchai d'obtenir un froid encore plus considérable. Il y a, en effet, des résultats obtenus par le froid et sur lesquels la pression est sans effet.

..... Pour obtenir le degré de température nécessaire, le bain d'acide carbonique et d'éther fut mis sous le récipient de la machine pneumatique et on fit le vide rapidement. La température s'abaissa tellement, que la vapeur de l'acide carbonique, abandonnée par le bain, au lieu d'avoir une pression de 1 atmosphère, n'avait que 1/24 d'atmosphère de pression, ou 1,2 pouces de mercure, car le baromètre de la machine se maintenait à 28,2 pouces, le baromètre ordinaire étant à 39,4. A cette basse température, l'acide carbonique, mélangé à l'éther, n'était pas plus volatil que l'eau à 86°, ou que l'alcool à la température ordinaire.

Pour obtenir une idée de cette température, je fis un thermomètre à alcool dont la graduation fut portée au-dessous de 32° Fahr., par degrés égaux en capacité à ceux se trouvant entre 32° et 112°. Placé dans le bain, il accusa une température de 106°. Introduit sous la machine, il s'abaissa à 166° ou à 60° au-dessous de la température du même bain à la pression atmosphérique.

Après quelques explications sur la manière de combiner le froid à la pression, sur la manière de conserver les gaz liquéfiés dans les tubes, en les fermant à la lampe au-dessous du point où se trouve le gaz liquéfié et sur la conservation de l'acide carbonique solide dans un vase de verre entouré de 3 enveloppes de verres concentriques séparées l'une de l'autre par des morceaux de laine sèche, disposition qui permet de conserver ce corps un jour entier, Farady étudie les propriétés des gaz qu'il a condensés, c'est-à-dire le gaz oléfiant, l'acide iodhydrique, l'acide bromhydrique, l'acide fluosilicique, l'hydrogène phosphoré, l'acide fluoborique, l'acide sulfureux, l'hydrogène sulfuré, l'acide carbonique, l'oxyde de chlore, le protoxyde d'azote, l'ammoniaque, le cyanogène, l'hydrogène arsénié. Relativement au protoxyde d'azote, il s'exprime de la façon suivante :

Protoxyde d'azote. J'obtins cette substance solide au moyen du bain d'acide carbonique et du vide, sous forme d'un corps cristallin incolore. La température nécessaire a été d'environ 150° (Fahr.) au-dessous de 0. La pression de la vapeur du corps solidifié était inférieure à celle de l'atmosphère.

Je pensai que le protoxyde liquéfié ne pouvait se congeler par l'évaporation sous une seule atmosphère comme le fait l'acide carbonique ; ce qui fut trouvé vrai, car en ouvrant à l'air un tube contenant beaucoup de ce corps liquide, il se mit à bouillir, se refroidit, mais resta liquide. Le froid produit par l'évaporation était considérable, et je pus m'en assurer en plaçant le tube qui contenait le liquide dans un bain d'acide carbonique où il se mit à bouillir avec rapidité. La température du bain, quelque basse qu'elle fût, était donc encore si supérieure à celle du liquide qui y était plongé, qu'il se comportait à son égard comme un corps chaud.

Je gardai quelques semaines ce corps dans un tube fermé par des robinets, et pendant ce temps la pression indiquée par le manomètre resta fixe.

Il est donc probable qu'on pourra employer ce corps dans certaines occasions pour produire des froids beaucoup plus considérables que ceux que peut produire l'acide carbonique. On ne peut douter que, placée dans le vide, cette substance produise une température plus basse que toutes celles que l'on connaît, et peut-être autant au-dessous du bain d'acide carbonique dans le vide qu'elle l'est de la température de ce dernier relativement à celle du même bain exposé à l'air.

Le protoxyde d'azote comme le gaz oléfiant donna à différentes reprises des résultats incertains relativement à la pression de sa vapeur, résultat dont on ne peut tenir compte qu'en admettant la présence de deux corps différents solubles l'un dans l'autre, mais de force élastique différente.

Soupçonnant la présence d'azote dans son protoxyde par suite de l'existence de chlorhydrate d'ammoniaque dans le nitrate qu'il employait, Faraday employa du nitrate d'ammoniaque pur, et les pressions de la vapeur du protoxyde d'azote liquide à différentes températures qu'il obtint sont indiquées dans le tableau suivant :

Température en degrés Fahr.	Pression en atmosphères.	Température en degrés Fahr.	Pression en atmosphères.
—125	1	— 40	8,71
—120	1,10	— 35	9,74
—115	1,22	— 30	10,85
—110	1,37	— 25	12,04
—105	1,55	— 20	13,82
—100	1,77	— 15	14,69
— 95	2,03	— 10	16,15
— 90	2,34	— 5	17,70
— 85	2,70	+ 0	19,34
— 80	3,11	+ 5	21,07
— 75	3,58	+ 10	22,89
— 70	4,11	+ 15	24,80
— 65	4,70	+ 20	26,80
— 60	5,36	+ 25	28,90
— 55	6,09	+ 30	31,10
— 50	6,89	+ 35	33,40
— 45	7,76		

Il est évident, dit Faraday, que ces nombres ne donnent pas l'idée d'une substance simple et pure, car les pressions correspondant aux plus basses températures sont trop élevées. Je crois à la présence de deux corps, et que le plus volatil est, ainsi que je l'ai dit, condensable dans celui qui l'est moins (1).

Faraday réussit ainsi à forcer tous les gaz connus à se liquéfier, à l'exception de six : l'hydrogène, l'azote, l'oxygène, l'hydrogène protocarboné, le bioxyde d'azote et l'oxyde de carbone. Tout en faisant connaître les propriétés nouvelles des gaz liquéfiés, il fit connaître comment se comportaient

---

(1) Cette réflexion, passée inaperçue, mériterait un sérieux examen ; certains corps, considérés comme simples par les chimistes, sont soupçonnés être des corps composés par les physiciens. En serait-il ainsi pour les éléments du protoxyde d'azote? Ce gaz, au lieu d'être une combinaison, serait il un mélange de différents gaz actuellement inconnus ? A.P.

certains corps en présence de froids extrêmes. Tandis que les physiciens savaient produire des températures supérieures à 2,000 degrés au-dessus de 0, ils ne pouvaient produire des froids inférieurs à 50° au-dessous de 0. Faraday le premier donna le moyen de descendre à 100° au-dessous de 0, et fit voir qu'à cette température la plupart des corps gazeux à la température ordinaire deviennent liquides ou solides. Quelles propriétés nouvelles acquerraient les corps si on parvenait à les soumettre à une température de plusieurs centaines de degrés au-dessous de 0, c'est ce que nous ignorons. Un fragment de fer chauffé à 2,000° au-dessus de 0 prend une teinte éblouissante ; à 2,000° au-dessous, que deviendrait-il ? La science le dira peut-être un jour ; mais à Faraday l'honneur d'avoir montré qu'on pouvait produire des froids artificiels auprès desquels les températures des pôles peuvent être considérés comme d'extrêmes chaleurs.

Vers l'époque où parut le Mémoire dont nous venons de traduire une partie, un constructeur viennois, M. Natterer, imaginait un appareil pour condenser le protoxyde d'azote par la pression. Cet appareil se composait d'une pompe aspirante et foulante, manœuvrée avec un volant, puisant dans un gazomètre le gaz à condenser et le refoulant dans un récipient de bronze, entouré d'un mélange réfrigérant. Lorsqu'une certaine quantité de gaz était liquéfiée, on fermait le récipient et on le séparait du reste de l'appareil. Avec cet appareil, il faut donner 4,000 coups de piston pour obtenir un quart de litre de gaz liquéfié.

Dans ces dernières années, MM. Deleuil et Bianchi ont

modifié, dans ses détails, l'appareil de Natterer. La machine à liquéfier le protoxyde d'azote de **M.** Bianchi est construite de façon à résister à des pressions de 600 atm. ; mais nous lui préférons l'appareil construit par **M.** Deleuil, parce que, dans cet appareil, le vase contenant le protoxyde liquide reste toujours enveloppé d'un mélange réfrigérant, tandis que dans l'appareil de Bianchi on est obligé de le sortir de son enveloppe réfrigérante et de le tenir à la main ou sous le bras, pour verser le liquide qu'il contient.

En consultant le tableau donné précédemment, on voit, ce qu'il était facile, du reste, de prévoir, que la tension de la vapeur du protoxyde d'azote liquide croît rapidement avec la température. On comprend dès lors que, soumis brusquement à une température de plus de 30 degrés au-dessus de 0, le vase qui contient le protoxyde d'azote puisse s'échauffer et provoquer une élévation de pression de vapeur telle qu'il puisse en résulter une formidable explosion.

Nous appelons sur ce fait l'attention des professeurs — fort rares du reste — qui font publiquement des expériences sur le protoxyde d'azote liquide. Les salles où se font les cours sont généralement à une température assez élevée, et la bouteille remplie de protoxyde, abandonnée sur une table, peut finir par s'échauffer assez pour que la pression de la vapeur qu'elle contient la fasse éclater. Quant aux effets que pourrait produire l'explosion d'une bouteille métallique de plusieurs centimètres d'épaisseur, il suffit, pour s'en faire une idée, de se souvenir de l'épouvantable accident arrivé le 3 décembre 1840, dans un cours public, avec l'appareil de Thilorier, pour liquéfier l'acide carbonique. On opérait la liquéfaction de ce dernier corps, lorsque, tout à coup, une terrible explosion se fit entendre : l'appareil venait de voler en éclats. Un de ces éclats alla briser les jambes du préparateur Hervy, qui succomba au bout de trois jours, aux suites de l'amputation qu'on fut obligé de lui faire subir. Tel serait le sort auquel seraient exposés les clients des dentistes qui s'aviseraient de se servir du protoxyde d'azote liquide comme anesthésique.

Les appareils à comprimer le protoxyde d'azote doivent toujours être entourés de glace, pour les maintenir à une basse température, et c'est là un de leurs inconvénients les plus sérieux. Un vase en métal, de plusieurs centimètres d'épaisseur, pouvant faire explosion lorsqu'on l'expose aux rayons solaires ou trop près d'un foyer, constitue un engin redoutable que peu de personnes consentiraient à recevoir sous leur toit.

Du reste, le lecteur peut se rassurer. La liquéfaction du protoxyde d'azote est une opération trop coûteuse et trop dangereuse pour que personne ne s'avise de la répéter fréquemment. A Paris, dans les cours publics où se trouvent des préparateurs, cependant habiles, on confie généralement à M. Deleuil ou à M. Bianchi le soin de préparer le protoxyde d'azote ; et pour en préparer une quantité, si minime qu'elle soit, le premier de ces fabricants demande 120 fr., somme que l'on ne trouvera pas trop élevée si l'on songe aux dangers de l'opération, dangers qui ne sont pas imaginaires, si on veut se rappeler que l'appareil Thilorier a déjà

éclaté une fois, et que l'appareil de Natterer, pour la liquéfaction du protoxyde d'azote, a éclaté également une fois
entre les mains du constructeur lui-même.

On nous permettra de placer ici, à ce propos, une petite
anecdote que M. Deleuil racontait, il y a quelques jours, à
un médecin de nos amis. Cet habile constructeur avait été
chargé de préparer du protoxyde d'azote liquide, pour une
conférence qui devait se faire dans une ville située à plus
de 50 lieues de Paris. Ne voulant pas amener avec lui l'appareil à liquéfier le gaz, il s'était seulement chargé de la
bouteille contenant le gaz liquéfié, bouteille soigneusement
placée dans une caisse pleine de glace et hermétiquement
fermée. Mais, où placer la caisse? Ici commencèrent les
perplexités de l'opérateur. Aux bagages? Il n'osait. Si
elle allait s'égarer quand la glace serait fondue, ou si un employé ignorant, la posait dans un endroit fortement chauffé!
La garder avec lui? C'était là un compagnon peu agréable.
Néanmoins, ne pouvant faire autrement, il s'y résigna.
C'était dans un wagon de première classe, et la caisse,
placée entre ses jambes, se trouvait forcément en contact
avec un de ces cylindres pleins d'eau chaude qui servent aux
voyageurs à se chauffer les pieds. On devine les perplexités
de l'infortuné physicien. Toutes les cinq minutes, il tâtait
sa caisse pour en reconnaître la température. Si la glace
fondait et si l'eau s'échauffait, qu'arriverait-il, grand Dieu!
A cette idée, une sueur froide lui humectait les épaules,
pendant que les voyageurs regardaient avec indifférence la
terrible caisse, et ne soupçonnaient guère quel redoutable
engin elle cachait dans ses flancs. Le voyage parut long, et

l'opérateur eut à subir plus d'une remarque désobligeante de ses compagnons sur sa persistance à produire des courants d'air en ouvrant incessamment les portières, et sur son refus énergique de recevoir un nouveau cylindre d'eau chaude qu'apportaient les employés.

CHAPITRE VII.

Propriétés du Protoxyde d'azote liquide.

Les gaz liquéfiés par le froid ou par la pression constituent des liquides d'une mobilité extrême, à côté desquels l'eau et les substances les plus fluides, telles que l'alcool et l'éther, semblent visqueuses. Le protoxyde d'azote jouit des mêmes propriétés.

C'est un liquide très-fluide, d'une saveur sucrée qui représente 1/400 du gaz qui l'a fourni. On peut le conserver pendant quelque temps à l'air libre. La faible quantité qui se volatilise absorbe un calorique latent si considérable pendant ce changement d'état que l'autre portion se maintient liquide.

Si on plonge un thermomètre dans un vase contenant du protoxyde d'azote liquide, l'instrument s'abaisse rapidement à 90° centigrades au-dessous de 0.

Si on jette du mercure dans un vase contenant du protoxyde d'azote liquide, ce métal se solidifie aussitôt et prend la consistance et la ténacité de l'argent en barre. Si au lieu de mercure on plonge dans le liquide un fil de métal, celui-ci produit un bruit analogue au sifflement que fait entendre un fer rouge au contact de l'eau.

La plus petite quantité de protoxyde d'azote liquéfié mise en contact avec la peau la désorganise comme le ferait un fer rouge, en produisant une vive douleur. Que dire, après cela, de l'idée de M. X. voulant faire boire du protoxyde d'azote à ses malades pour les anesthésier ! Supposons que ce dentiste ait pu se procurer du protoxyde d'azote liquide, voyez-vous d'ici les conséquences de son opération ! Le patient mort au bout de quelques heures dans d'épouvantables souffrances, plus rapidement encore que s'il eût avalé de l'huile bouillante.

Le protoxyde d'azote liquide conserve en partie les propriétés du protoxyde d'azote gazeux. Comme lui, il entretient la combustion des corps. En jetant un charbon allumé dans un vase contenant du protoxyde d'azote liquide, ce charbon brûle avec un vif éclat. Si dans le même vase on jette quelques grammes de mercure, sous l'influence du froid le métal se solidifie instantanément. En sorte que dans le même vase se trouvent en présence une température supérieure aux feux de forge les plus violents et un froid bien plus considérable que les froids des pôles les plus intenses. Cette expérience est certainement une des plus curieuses de la physique moderne.

Le protoxyde d'azote peut être liquéfié de deux façons : par la pression et par le froid. A la température de 15 degrés au-dessus de 0, une pression de 50 atmosphères, c'est-à-dire une pression égale au poids d'une colonne d'eau 6 à 7 fois plus haute que le Panthéon, est nécessaire pour le liquéfier. A une température de 110° au-dessous de 0, il se liquéfie sous la pression de l'atmosphère.

Pour obtenir une température suffisamment basse pour liquéfier le protoxyde d'azote sans pression, il suffit de placer ce corps dans un tube entouré d'un mélange d'acide carbonique solide et d'éther qu'on place dans le vide. Le froid produit est si intense que non-seulement le protoxyde d'azote se liquéfie, mais encore qu'il se solidifie. Dans cet état, il se présente sous forme d'un beau corps cristallin incolore.

Si jamais le protoxyde d'azote liquide pouvait devenir d'une utilité quelconque, il est évident que c'est par le froid obtenu au moyen de l'acide carbonique et non par la pression qu'on pourrait l'obtenir économiquement.

La préparation de l'acide carbonique liquide n'exige aucun travail mécanique et est peu coûteuse. Pour obtenir ce corps à l'état liquide, il suffit, comme on sait, de faire dégager une grande quantité d'acide carbonique dans un espace restreint, tandis que le protoxyde d'azote, pour être liquéfié, exige un travail considérable. Nous avons vu plus haut qu'il fallait 4,000 coups de piston pour obtenir un quart de litre de protoxyde avec l'appareil Natterer.

En nous basant sur ce qui précède, nous croyons pouvoir établir les conclusions suivantes :

1° La liquéfaction du protoxyde d'azote est une opération très-coûteuse et qui ne peut être pratiquée que par un opérateur très exercé ;

2° La conservation du protoxyde liquide est fort dangereuse. Un vase fermé, plein de protoxyde liquide, est un véritable obus qui peut éclater si on le laisse pendant quelque temps hors du mélange réfrigérant dans lequel il doit toujours être contenu.

3° Le protoxyde d'azote liquide est impropre à toute espèce d'usages médicaux, impropre, surtout, à produire l'anesthésie générale ou locale. Il brûle la peau comme le ferait un fer rouge et est plus dangereux à manier que ne le serait de l'huile bouillante.

Il suffit de rapprocher ces conclusions de celle posée à la fin du chapitre 6, pour comprendre qu'au point de vue anesthésique il n'y a aucune analogie entre le protoxyde d'azote liquide et le protoxyde gazeux. Le protoxyde liquide est inutile et dangereux. Le protoxyde gazeux est le plus inoffensif et le plus efficace des anesthésiques.

CHAPITRE VIII.

PIÈCES JUSTIFICATIVES.

1º Opinions de la presse sur le Protoxyde d'azote.

« On s'occupe beaucoup, depuis quelque temps, d'un nouvel agent anesthésique doué de propriétés très-curieuses, et qui, dans certaines circonstances, pourrait peut-être remplacer avec avantage l'éther et le chloroforme.

« Le composé dont il s'agit est le protoxyde d'azote, aussi nommé *gaz hilarant*, en raison du pouvoir qu'il possède de provoquer le rire chez ceux qui le respirent.

« Humphry Davy, célèbre chimiste anglais, découvrit en 1799 que le protoxyde d'azote, respiré pur, produit des sensations extrêmement agréables. La première fois qu'il en fit usage, il éprouva, après en avoir respiré quelques litres, une impression de plaisir très-vive. Une suite de fraîches et rapides images passaient devant ses yeux. Elles se liaient à des mots inconnus et prenaient des perceptions toutes nouvelles pour lui. En s'éveillant il s'écria : « L'univers n'est composé que d'idées, d'impressions de plaisir et de souffrances. » Pendant plusieurs minutes, il fut en proie à une hilarité très-vive.

« Les effets produits par le protoxyde d'azote nous ont

paru se rapprocher de ceux produits par le hachisch. En proie aux hallucinations les plus étranges, vous errez dans le pays des rêves. De gracieuses visions s'agitent devant vos yeux, elles se transforment et disparaissent bientôt dans des paysages tout brillants de couleur et où le soleil jette des pluies d'or.

« Davy avait cru remarquer que le gaz hilarant était un calmant, et il écrivit qu'on pourrait peut-être l'utiliser pour apaiser la douleur pendant les opérations chirurgicales ; mais personne ne songea alors à vérifier son hypothèse.

« Quelques années avant la découverte de l'éthérisation, un chirurgien américain, Horace Wells, eut l'idée d'étudier les effets du protoxyde d'azote. Il se fit extraire une dent après l'avoir respiré et n'éprouva aucune douleur. La même expérience, répétée sur une douzaine de personnes, donna les mêmes résultats. Le secret d'abolir la douleur, cherché pendant tant de siècles, était enfin trouvé ! Justement fier de sa découverte, Wells voulut répéter une expérience en public. Mal disposée, elle échoua, et les assistants sifflèrent l'inventeur, qui se retira profondément attristé et renonça à l'exercice de sa profession.

« Deux ans après, l'éthérisation était découverte. Wells passa en Europe pour faire connaître les propriétés du protoxyde d'azote. Partout il fut éconduit. A bout de ressources, il lutta pendant quelque temps contre la misère. Bientôt l'avenir lui parut si sombre, qu'il résolut de se suicider. Sa fin fut profondément triste ; il s'ouvrit les veines et s'anesthésia, afin de mourir sans souffrances. Ce fut le seul bénéfice qu'il retira de son invention.

« Ainsi périt, vaincu par le sort, l'auteur d'une découverte déclarée impossible par le plus grand des médecins de l'antiquité et par un des plus illustres chirurgiens modernes. C'était un homme supérieur, mais il ne sut pas lutter contre la médiocrité et l'envie.

« Wells mort, sa découverte resta plus de 20 ans dans l'oubli. L'éther et le chloroforme suffisaient à tous les besoins, et on ne s'occupait guère des autres anesthésiques. Il y a environ deux ans, quelques chirurgiens américains eurent l'idée de répéter ses expériences. Ils reconnurent que l'infortuné inventeur avait eu raison, et que le protoxyde d'azote était un excellent anesthésique, utile surtout pour les opérations de courte durée.

« M. Préterre, dentiste distingué de Paris, qui étudiait depuis quelque temps l'action du gaz hilarant sur les animaux, me pria, il y a deux mois, d'assister à une expérience qu'il avait l'intention d'exécuter. Deux dents furent extraites en ma présence à une jeune dame extrêmement nerveuse, préalablement soumise pendant quelques secondes à l'action du gaz. En se réveillant, elle se mit à rire et me déclara n'avoir rien senti. Une expérience analogue, répétée le lendemain, donna les mêmes résultats.

« Je crus alors devoir appeler l'attention des médecins sur le protoxyde d'azote, et je publiai dans un journal de médecine un article sur ses propriétés. Tous les chirurgiens de Paris voulurent l'expérimenter. M. Préterre eut l'obligeance de se mettre à leur disposition, et des expériences furent entreprises dans les hôpitaux de Paris. MM. Dolbeau et Maisonneuve, à l'Hôtel-Dieu ; Velpeau, à la Charité ; Broca, à

Saint-Antoine; Guérin, à Saint-Louis, etc., pratiquèrent des opérations sur des malades endormis avec le protoxyde d'azote; tous déclarèrent n'avoir ressenti aucune douleur.

« Nous avons assisté à la plupart des opérations exécutées sous l'influence du protoxyde d'azote, et nous avons respiré ce gaz une douzaine de fois afin de bien connaître ses effets. Voici ce que nous avons observé :

« Après quelques inspirations, le patient ressent à l'extrémité des membres inférieurs un fourmillement qui gagne rapidement les mains, et il entend ce bruit particulier que connaissent tous ceux qui ont étudié sur eux-mêmes l'action de l'éther et du chloroforme ; bientôt sa respiration s'accélère et le pouls s'élève considérablement. Si l'anesthésie n'est pas poussée trop loin, il ne perd pas complétement connaissance, *mais il perd la sensibilité et le pouvoir d'exécuter des mouvements*. Une malade que nous avions conduite chez M. Broca, pour qu'il l'opérât d'un kyste synovial de la face dorsale du poignet, nous a raconté à son réveil qu'elle avait entendu le chirurgien dire : « La sensibilité a disparu. » Malgré tous ses efforts pour exprimer par des mouvements qu'elle n'était pas endormie, il lui fut impossible de remuer la main. Elle s'aperçut très-bien qu'on enfonçait le bistouri dans les chairs, mais ne ressentit aucune douleur. En se réveillant, elle fut prise d'éclats de rire qui durèrent plusieurs minutes ; la face était animée, les yeux brillants ; et la malade, que nous avons revue le lendemain, nous a dit avoir été toute la journée dans une disposition d'esprit excellente.

« Ce fait de la perte de la sensibilité et du mouvement

avec conservation de l'intelligence est extrêmement curieux.
Afin de l'étudier, nous avons respiré le gaz à plusieurs reprises, en chargeant une personne placée auprès de nous, de
nous pincer vigoureusement. Après quelques inspirations,
nous nous apercevions parfaitement qu'on nous pinçait ;
mais malgré le désir de retirer le membre pincé, il nous
était absolument impossible d'exécuter le moindre mouvement. Nous avons respiré des quantités considérables de
protoxyde d'azote, sans pouvoir réussir à perdre complète-
ment connaissance ; cependant nous avons vu des malades
qui nous disaient, au réveil, ne pas avoir eu conscience de ce
qui s'était passé. Au moment où le patient se réveille, il est
généralement pris de violents accès de rire : c'est cette propriété de provoquer l'hilarité qui avait fait donner au protoxyde d'azote le nom de gaz hilarant par Davy. Les personnes
qui ont respiré de l'éther ou du chloroforme ont, tout le reste
de la journée, un mal de tête intense accompagné de pesanteur dans les jambes. Rien de semblable avec le protoxyde
d'azote ; après le réveil, on n'est jamais incommodé ; l'intelligence, au contraire, semble plus vive, les idées sont toujours
gaies, et le sujet reste dans une disposition d'esprit excellente. »   « Dr Gustave Le Bon. »

(*L'Événement*, 1er août 1866.)

« Nous venons d'être témoin de deux opérations pratiquées, par M. Préterre, sous l'influence du protoxyde d'azote.

Les effets de ce nouvel agent anesthésique nous ont paru mériter de fixer l'attention des praticiens.

« Il s'agissait de jeunes filles de douze à treize ans, dont la dentition irrégulière exigeait l'extraction de deux petites molaires saines à l'une, et d'une petite molaire, également saine, à l'autre.

« La jeune fille de douze ans avait une appréhension affreuse de l'opération, et depuis deux heures se trouvait dans un état nerveux des plus pénibles. Enfin on put obtenir qu'elle se plaçât dans le fauteuil et qu'on lui mît entre les mâchoires un petit coin pour maintenir la bouche ouverte. L'aide de l'opérateur lui plaça alors devant la bouche et le nez l'extrémité élargie d'un tuyau en caoutchouc, qui couvrait complétement les ouvertures du nez et de la bouche ; il maintint cette embouchure appliquée contre le visage et ouvrit en même temps le robinet du gaz.

« A peu près à un mètre de l'extrémité du tuyau, je vis adhérer à ce tuyau, par un de leurs bords, deux feuillets de caoutchouc rapprochés l'un de l'autre par les deux côtés, mais formant une poche ouverte par les bords opposés au côté adhérent au tube. C'était une soupape. Une seconde soupape devait exister dans l'intérieur du tuyau. A chaque inspiration les deux feuillets de caoutchouc se rapprochaient l'un de l'autre ; la soupape intérieure devait s'ouvrir et le gaz était inspiré. A chaque expiration la soupape intérieure devait se fermer ; on voyait le sac en caoutchouc se gonfler et les deux bords libres s'ouvrir pour donner passage au produit de la respiration. Par cet ingénieux procédé l'inspiration se fait toujours avec le gaz seul, qui n'est jamais altéré par l'air que rejettent les patients.

« Quand la petite fille inspira le gaz, elle fit quelques efforts pour dégager sa bouche ; c'était évidemment un effet
de la frayeur. Trois ou quatre fortes inspirations ramenèrent
le calme, et après 30 ou 40 secondes, au plus, l'anesthésie
était complète. M. Préterre enlève la dent, et l'enfant est
encore sans connaissance ; mais la respiration se fait immédiatement, et quelques petites tapes sur les joues dissipent
ce sommeil paisible. L'enfant semble contrariée d'être ré-
veillée. Ce réveil n'est accompagné d'aucun malaise, d'aucune fatigue : « Je n'ai absolument rien senti, » telle est la
réponse des deux jeunes filles, qui ont été opérées l'une après
l'autre.

« Nous avons été frappé de la rapidité d'action de ce gaz,
et plus encore de l'absence complète de tout phénomène
pénible, ainsi que du retour immédiat et facile de la respiration normale, aussitôt qu'ont cessé les inspirations du gaz,
enfin de l'état de bien-être complet qui suit cette opération.

« Nous n'avons observé ni cette gaieté ni cette exaltation
charmante qu'éprouvait Humphry Davy quand il respirait
ce gaz ; mais cela se comprend facilement. Ceux qui vont se
faire enlever une dent ont généralement fait provision d'appréhension plus ou moins grande, et leur esprit est peu
tourné vers les idées joyeuses. De plus, ici, on force les
doses, on éteint toutes les sensations, et Davy humait le
protoxyde d'azote à son aise. Au reste, il avait lui-même fait
l'observation que ce gaz lui procurait des sensations d'autant
plus agréables qu'il se trouvait, avant de le respirer, dans
une meilleure disposition d'esprit.

« Nous n'avons pas vu non plus cette sorte d'ivresse que

l'on observe après l'inhalation de l'éther ou du chloroforme. Ici rien de particulier ; c'est l'état naturel, et je ne suis pas étonné ni qu'on puisse endormir plusieurs fois de suite, ni qu'on puisse respirer impunément ce gaz avant et pendant les repas, comme M. Préterre nous dit l'avoir fait avec plusieurs médecins qui venaient l'expérimenter.

« Mais enfin comment ce gaz agit-il ? En nous faisant cette question, nous nous rappelons involontairement les expériences qui se font chaque jour en Italie, à la fameuse grotte du Chien, où se trouve en permanence une couche inférieure de 30 à 40 centimètres d'acide carbonique qui agit sur les chiens et les personnes couchées, et nullement sur les personnes restées debout. Tous ceux qui ont visité ce pays se rappellent que, lorsque l'on se présente pour voir la grotte, le gardien s'empresse d'appeler son chien ; quelquefois cet animal est occupé à faire son repas : l'habitude de la soumission lui fait tout quitter pour suivre son maître, et, quoiqu'il sache ce qui l'attend, il ne se fait pas prier. Le gardien prend le chien entre les bras, et, dans la grotte, il dépose son chien à terre. Au bout de quelques secondes l'animal tombe sans connaissance ; le maître suit alors avec attention les progrès de l'asphyxie. Quand les voyageurs en ont assez et demandent grâce, il reprend son chien dans ses bras, et l'animal revient immédiatement à la vie ; un second et un troisième acte semblables au premier ont lieu ; le pauvre patient revient ainsi successivement du sommeil à la vie, et de la joie aux apparences de la mort.

« Il est bon d'ajouter que ce chien reçoit, immédiatement après, une récompense de son maître ; puis il revient à la maison continuer son repas, et il fait ce métier chaque jour, plusieurs fois par jour depuis nombre d'années, et toujours sans répugnance.

« Si le protoxyde d'azote se trouvait dans la nature, nous croirions volontiers que la grotte du Chien contient du protoxyde d'azote. Évidemment, d'après ce que nous avons vu, il y a là des phénomènes analogues.

« Lors de la communication faite à l'Institut par M. Préterre, plusieurs membres déclarèrent ce gaz inoffensif; d'autres citèrent d'anciennes expériences pour en prouver les dangers. M. Dumas explique cette divergence d'opinion en disant que ce gaz, à l'état de pureté, avait bien les effets inoffensifs remarquables signalés par Davy, mais que, mal préparé, et à l'état impur, quand il contient du chlore, ou quand il passe à l'état de deutoxyde, il peut amener des accidents.

« Nous avions été rassuré par avance par M. Préterre, qui nous avait montré le laboratoire où se fabrique ce gaz, et les moyens qu'il a pris pour avoir constamment et avec certitude du gaz parfaitement pur, et s'assurer, en un instant, si le gaz fabriqué est pur ou non. Il nous a indiqué, entre autres, une particularité : c'est que le gaz est meilleur après douze à vingt-quatre heures de fabrication, et qu'il le fabrique chaque jour pour le lendemain.

« Le gaz protoxyde d'azote détrônera-t-il l'éther et le chloroforme dans la pratique habituelle de la chirurgie? C'est fort douteux. Mais nous croyons qu'il leur est préférable pour les extractions de dents, pour les opérations courtes mais très-douloureuses, de la chirurgie. M. Préterre se sert

journellement du protoxyde d'azote pour toutes les opérations douloureuses, et il ne lui est survenu, jusqu'à ce jour,
aucun accident. Le protoxyde d'azote, nous en sommes
convaincu, fera tôt ou tard son entrée dans tous les hôpitaux. »   « MARTIN-LAUZER. »

(Revue de thérap. médico-chirurg., 15 mai 1867.)

« En 1864, plusieurs médecins américains et notamment
M. A. Préterre, de New-York, frère de M. Préterre de
Paris, ont expérimenté de nouveau le protoxyde d'azote, et
reconnu ainsi que ce gaz est un anesthésique précieux. Ce
fait a été établi avec une certitude incontestable.

« M. Préterre de Paris a répété ces expériences en 1866.
Il arracha six dents ou racines à une jeune dame extrêmement nerveuse, qu'il avait placée sous l'influence du protoxyde d'azote. L'opération fut si peu douloureuse, qu'à son
réveil la patiente priait l'opérateur de commencer bien vite.
Depuis ce premier essai, M. Préterre a fait dans sa clien-
tèle de nombreuses applications de ce gaz.

« L'anesthésie par le protoxyde d'azote se produit après
une ou deux minutes d'inspiration ; elle dure de 30 à 50
secondes, temps suffisant pour pratiquer les opérations de
la petite chirurgie. En prolongeant l'aspiration du gaz,
M. Préterre a obtenu, une fois, trois minutes d'insensibilité
complète, mais il n'a pas voulu aller plus loin.

« Ce qui caractérise l'anesthésie amenée par le protoxyde

d'azote, c'est la rapidité avec laquelle elle se produit et sa courte durée. On peut endormir le patient, lui extraire deux molaires et le réveiller, le tout dans l'espace de deux minutes. La dose de gaz nécessaire pour produire l'anesthésie est de 25 à 30 litres.

« D'après la rapidité avec laquelle l'anesthésie se produit, et qui exclut l'idée d'une action asphyxiante analogue à celle du chloroforme, le protoxyde d'azote ne présente aucun danger sérieux et ne saurait donner lieu à aucun accident grave. M. Préterre l'a essayé sur lui-même quelques centaines de fois sans en être incommodé le moins du monde. Il a respiré ce gaz jusqu'à quinze fois dans la même journée, sans en ressentir le moindre mal.

« Ainsi la petite chirurgie vient de s'enrichir, presque en même temps, d'un procédé d'anesthésie locale, avec la glace ou l'éther pulvérisé, employés comme réfrigérants, et d'un procédé d'ancsthésie générale, avec le protoxyde d'azote, respiré à l'état de gaz. »   « L. Figuier. »

(*Presse, Année scientifique et Merveilles des sciences.*)

« Le chloroforme a été substitué à l'éther. Peut-il à son tour être remplacé par des substances plus actives ou autrement actives ? On a proposé l'emploi de l'amylène, carbure d'hydrogène découvert par M. Balard, en 1844, dans la réaction du chlorure de zinc sur l'alcool amylique. L'amylène agit d'une façon prompte, douce et peu durable. Mais précisément elle est trop prompte et difficile à bien diriger. Les éthers bromhydrique, amyliodhydrique, œnanthique, nitreux, acétique, ne semblent avoir nul avantage sur le chloroforme, et l'agent connu vaut ici mieux que l'inconnu. Il en est de même du kérosolène et du rhigolène, tirés de l'huile de pétrole, qui sont de plus très-inflammables et d'un usage incommode. Des séries entières de composés ont été ainsi essayées. On est même arrivé à ne plus employer aucune substance et à endormir par l'hypnotisme. Il suffisait, disait-on, de regarder avec attention un objet brillant placé un peu haut entre les deux yeux. On cause en effet de cette façon une sorte de catalepsie dont les inconvénients sont trop réels et les avantages trop peu certains pour que l'usage s'en soit répandu.

« En est-il de même d'un gaz dont les propriétés stupéfiantes sont depuis longtemps connues, et que M. Cloquet a recommandé, au nom de M. Préterre, à l'Académie des sciences, dans une des dernières séances de l'année 1866 ? C'est le protoxyde d'azote, découvert en 1776 par Priestley, et étudié sous le rapport physiologique par Humphry Davy, qui lui a donné le nom de gaz hilarant, ayant expérimenté sur lui-même ses joyeux effets. Rien n'est plus curieux que les observations et les récits de ce genre faits par les plus graves savants. A peine a-t-on respiré quelques litres de ce gaz, qu'une ivresse agréable se déclare et que les images les plus riantes passent devant les yeux. Ce n'est point le sommeil sombre et taciturne du chloroforme, ce n'est point la légèreté un peu inconvenante des rêves qu'évoque l'éther, mais un sentiment insouciant et gai de toutes les douceurs de l'existence. Davy, Wollaston, Rumfort, Pictet ont déclaré que de leur vie ils n'avaient été si heureux. Malheureusement les points de comparaison manquent. La rapidité de l'effet est d'ailleurs extrême, et l'asphyxie semble impossible, puisque le gaz, même pur, est propre à la respiration et entretient la combustion. On l'a souvent respiré longtemps et sans précautions. Le sommeil et l'insensibilité sont pourtant peu durables; puis, quoiqu'on puisse liquéfier le protoxyde d'azote à une basse température et par une forte pression, le liquide ainsi obtenu est difficile à conserver. A l'état gazeux, il en faut respirer vingt ou vingt-cinq litres, ce qui est incommode à garder et à transporter. Enfin on prépare ce gaz en décomposant par la chaleur l'azotate d'ammoniaque, qui se dédouble en eau et en protoxyde d'azote. En s'échappant de la cornue, le gaz entraîne souvent avec lui des particules d'acide azotique, quelquefois même de bioxyde d'azote, substance aussi délétère que le protoxyde est bienfaisant. Les inconvénients paraissent ainsi surpasser encore les avantages, car on ne peut compter au nombre de ceux-ci les douceurs de ce sommeil. C'est déjà beaucoup d'empêcher les malades de souffrir, il n'est pas nécessaire de les amuser.

« L'éther, comme le chloroforme, comme le protoxyde d'azote sans doute, agit sur le cerveau et sur l'intelligence avant d'abolir la sensibilité. On perd donc avant toute chose le raisonnement et la mémoire, la faculté d'exprimer ses sensations et de s'en souvenir. Comment s'assurer que la douleur est nulle, puisqu'on ne pourrait témoigner ses impressions ni les raconter? On ne saurait affirmer en effet que la souffrance n'est pas réelle un instant, puis oubliée, et quelque étrange que soit cette supposition, elle n'a rien d'absolument impossible. Cependant quelques personnes, habiles en psychologie, ont assuré que la conscience n'est pas entièrement endormie. Elles pouvaient suivre les phases d'une opération qu'elles ne sentaient pas, et admirer, comme s'il s'agissait d'un autre, les légères mains de M. Nélaton et la délicatesse de ses outils. En général cependant, la connaissance est perdue avant la sensibilité, et le malade s'étonne, en revenant à lui, d'apprendre ce qui s'est passé pendant le sommeil. Quelques instants s'écoulent avant qu'il ait compris que tout est fini. Quand il se tromperait alors en ne se rappelant pas qu'il a ressenti une souffrance qu'il ne pouvait traduire, le chloroforme et ses analogues n'en seraient pas moins précieux. Le repos d'esprit avant l'opération, l'immobilité, l'oubli des souffrances, sont des biens qu'il ne faut pas méconnaître. L'imagination augmente les peines physiques comme les peines morales, et si l'on retranche de la douleur l'appréhension et le ressentiment, il reste en vérité peu de chose. « C'est la pointe de notre esprit, a dit Montaigne, qui aiguise la douleur et la volupté. »   « Paul DE RÉMUSAT. »

(*Débats*, 26 janvier 1867.)

« C'est vers le commencement de ce siècle qu'Humphry Davy constata les propriétés anesthésiques du protoxyde d'ażote et indiqua qu'elles pourraient être utilisées en vue de supprimer la douleur dans les opérations chirurgicales. Mais il ne suffit pas de formuler une idée féconde pour appeler sur elle l'attention, et c'est surtout en médecine que le succès immédiat est réservé aux pratiques hasardeuses : on se laisse séduire par une apologie adroite, tandis qu'un fait dont la preuve est facile, nette, à la portée de tous, ne cause aucune sensation, n'éveille aucune curiosité. Quand Davy découvrit le pouvoir anesthésique du gaz nitreux, on ne vit là qu'une singularité physiologique. Horace Wells, dentiste américain, ne fut guère plus heureux en 1844, bien qu'il eût fait passer la spéculation de Davy dans le domaine des faits ; il réussit fort bien, par les inhalations de protoxyde d'azote, à supprimer la douleur dans l'avulsion des dents ; mais ses succès restèrent inaperçus, et sa tentative fut mal accueillie. Ce ne fut que deux ans plus tard qu'un de ses compatriotes, dentiste aussi, Morton, voulant reprendre les essais de Wells, s'adressa au chimiste Jackson pour avoir du gaz nitreux. Jackson, connaissant par les travaux de Faraday l'analogie des effets produits par le gaz nitreux et l'éther, conseilla à Morton de donner la préférence à l'éther, *plus facile à obtenir.* On sait quelle fut la fortune de l'éther ; est-elle due à ce qu'il arriva au bon moment, ou à ce qu'il fut bien lancé ?

« Les droits du protoxyde d'azote à la faveur des chirurgiens demeuraient cependant intacts ; il s'était montré parfaitement efficace entre les mains de celui qui l'avait expérimenté. Depuis deux ans, son emploi a été repris aux États-Unis, dans la pratique dentaire ; et c'est un dentiste

américain, M. A. Préterre, qui vient de le naturaliser déci-
dément en France.

« Nous ne nous étendrons pas ici sur la symptomatologie
de l'anesthésie par le protoxyde d'azote. Davy en a décrit
les effets et vanté les charmes avec trop de complaisance
peut-être. D'après les opérations dont M. Préterre nous a
rendu témoin, nous avons pu constater que l'insensibilité
est obtenue rapidement et est de courte durée. L'analyse
des faits est délicate chez les malades qui redoutent beaucoup soit l'opération, soit l'anesthésie, et il est difficile, chez
ceux-ci, de constater autre chose que le phénomène complexe
de la suppression en masse de la douleur ; il n'en a pas été
de même chez une des opérées de M. Préterre, qui, n'ayant
jamais eu de dent arrachée, ne craignait pas du tout l'opération et ne désirait pas être endormie. Cette patiente, jeune
fille de dix-neuf ans, fort intelligente, avait trois molaires à
sacrifier, et elle a pu nous rendre fort bien compte de ses
sensations. Après une minute et demie d'inspirations, le
sujet fit, pour écarter l'embouchure de l'appareil à inhalation, un geste que nous crûmes d'abord de nature réflexe,
mais que nous sûmes plus tard avoir été volontaire et parfaitement conscient. La main soulevée retomba aussitôt ;
M. Préterre jugea l'anesthésie suffisante et procéda aux extractions. Aussitôt après l'avulsion de la dernière dent, la
patiente se releva en souriant. Il n'y avait pas eu sommeil ;
l'opérée avait entendu et vu tout ce qui s'était passé autour
d'elle ; à un moment donné, elle avait eu brusquement un
sentiment d'oppression, avec contraction thoracique ; c'est
alors qu'elle avait essayé d'éloigner de sa bouche le pavillon

de l'appareil inhalateur ; le sentiment d'oppression avait été très-passager ; la patiente avait ensuite assisté à l'opération, senti l'application des instruments et la sortie des dents. Si ce récit est fidèle, et l'on va voir que nous avons de bonnes raisons de n'en pas suspecter la sincérité, il faudrait admettre qu'il y a eu non-seulement conservation de la conscience, mais encore de la sensibilité tactile. Ce qui maintenant nous porte à croire à la vérité des assertions de la malade, c'est l'opinion qu'elle a gardée de cette pratique : elle ne croit pas à l'anesthésie, mais demeure convaincue que l'extraction des dents n'est pas une opération douloureuse.

« V. TRIPIER. »

(*Revue contemporaine*, 31 décembre 1866.)

« M. Préterre présente le protoxyde d'azote comme un des moyens les plus prompts et les moins dangereux de produire l'anesthésie dans certaines opérations chirurgicales de courte durée, et il donne comme preuve à son assertion, non-seulement ses propres expériences, mais encore celles de MM. Ricord, Voillemier, Broca, Saint-Germain, Cloquet et de plusieurs autres chirurgiens.

« La question est d'une grande importance et intéresse tout le monde, car, chaque jour, le chloroforme, préparé dans les meilleures conditions, cause de déplorables accidents.

« J'ai donc voulu en avoir le cœur net ; j'ai écrit à M. Préterre pour lui demander de me faire assister à ses expériences, et je l'ai vu anesthésier successivement trois malades pour procéder sur chacun d'eux à l'avulsion des dents.

« Il n'a fallu que trente-quatre secondes pour endormir le premier, jeune homme d'une vingtaine d'années, qui s'est réveillé en riant aux éclats et en déclarant qu'il n'avait éprouvé qu'un tressaillement dans les jambes et une légère difficulté de respirer. Son sommeil avait duré quatre-vingt-sept secondes.

« Une jeune femme, qui, par parenthèse, tient de près à un membre de l'Institut, a mis encore plus de promptitude à subir l'influence du protoxyde d'azote, et elle est sortie d'une léthargie d'une minute, aussi calme qu'elle l'eût été dans son salon, assise au coin de sa cheminée ; enfin, une femme âgée et d'un tempérament des plus nerveux, a témoigné le même calme à son réveil, qui, cette fois, avait duré une minute trente-huit secondes.

« J'avoue que je suis resté perplexe en présence de ces trois faits irrécusables, et dont était témoin un de nos savants chirurgiens, qui, le premier et presque seul, s'est élevé avec autorité contre l'emploi trop souvent fatal du chloroforme, et qui ne recourt jamais qu'à l'éther. Il est d'ailleurs d'accord en cela avec M. Velpeau, qui disait récemment, dans un procès bien connu : « Avec le chloroforme, il y a des « cas où la mort peut arriver, même quand on agit avec la « plus grande prudence et d'après toutes les règles de la « science. »

« J'ai exposé les pièces du procès ; je laisse à mes lecteurs le soin de rendre l'arrêt. Cependant j'ajouterai que, de même que pour toutes les choses humaines, c'est encore là l'éternelle histoire de la langue d'Esope, que le fabuliste grec disait être la pire et la meilleure des choses. Impur, le protoxyde d'azote est dangereux ; pur, il rend de grands services et peut en rendre de plus grands encore.

« Or, M. Préterre prépare le protoxyde d'azote avec une grande pureté et par les moyens suivants :

. . . .

« Henry Berthoud (Sam). »

. (*Patrie*, 25 mars 1867.)

« Depuis que le docteur Simpson, en Angleterre, a révélé l'usage plus prompte et plus généralement sûr du chloroforme comme résultat anesthésique, nulle hésitation n'est venue assaillir les esprits des chirurgiens en ce qui a trait à la suppression possible de la douleur, dans les plus simples comme dans les plus pénibles observations. Ce point pivotal une fois acquis, l'anesthésie entra dans le domaine commun. Toutefois, les accidents causés par le chloroforme rendirent plus circonspect ; on songea à revenir à l'éther. Pour les petites opérations surtout, pour l'avulsion des dents en particulier, le chloroforme sembla offrir de sérieux dangers. Rien de plus désirable que d'avoir à sa disposition un anesthésique à l'action rapide et aux effets innocents. Cette lacune vient pensons-nous, d'être comblée par M. Préterre, dentiste des plus éminents, dont les remarquables travaux de *prothèse* sont universellement connus et appréciés. Reprenant les expériences de l'illustre Humphry Davy sur le protoxyde d'azote, M. Préterre, en disposant mieux les appareils, est parvenu à rendre très-facilement maniable et usuel ce gaz, dont il fait un emploi quotidien, au grand contentement des patients.

« Bien que l'on soit porté à se défier de l'enthousiasme du premier moment, nous pensons qu'il est du devoir du publiciste de projeter une pleine lumière sur tout ce qui peut intéresser la profession. Nous avons assisté chez M. Préterre à la mise en œuvre du nouvel anesthésique, et devant les effets produits nous n'avons pu que nous déclarer convaincu. Le gaz à inhaler est pris à une source commune qui le déverse dans un gazomètre d'où on le retire par des conduits particuliers. A chaque fauteuil d'opération arrive un tuyau spécial muni d'une embouchure. L'inspiration s'effectue tout à l'aise ; une petite poche de caoutchouc, fendue sur le côté, indique l'intensité en laquelle se réalise l'expiration, sans qu'on soit obligé de s'occuper des mouvements du thorax. En quelques secondes, l'anesthésie est complète ; l'effet dure de deux à trois minutes, durant lesquelles l'opérateur a toute la latitude d'agir. Le réveil a lieu sans difficulté aucune, et dans un calme qui nous a paru presque constant. Le gaz hilarant, ainsi qu'on a nommé le protoxyde d'azote, est donc loin de porter toujours à ce caractère d'expansion bruyante qu'on lui avait attribué. De son application, telle du moins qu'il nous a été donné de l'observer, ne résulte ni nausée, ni écœurement d'aucune sorte. Un interne des hôpitaux qui s'est, en notre présence, fait anesthésier pour l'arrachement d'une dent, a pu, presque immédiatement après, déjeûner du meilleur appétit.

« Assurément, la prudence exige que le maniement de cet excellent anesthésique soit confié à des mains exercées. La préparation du protoxyde d'azote a besoin d'être dirigée avec l'entente la plus minutieuse des procédés chimiques.

« Avec l'ensemble de précautions nécessaires, le nouvel anesthésique peut obtenir droit de cité parmi nous. Si, comme de nombreuses observations tendent à le démontrer, aucun accident n'est à craindre, un progrès considérable se trouvera désormais accompli. Déjà quelques opérations plus sérieuses ont été faites dans les hôpitaux, sous l'influence du protoxyde d'azote. Bien que la pratique ne soit pas entièrement assise encore, on doit espérer que l'avenir ne fera qu'étendre et confirmer les bons résultats obtenus. A M. Préterre reviennent l'honneur d'une initiative hardie et le mérite d'avoir disposé un ensemble d'appareils ingénieux pour conjurer tout danger. Ce n'est point là vue de l'imagination, théorie abstraite, c'est de l'application directe et fructueuse. Nous engageons nos confrères à s'informer et à voir par eux-mêmes. Un nouvel anesthésique est, pour la chirurgie, la plus précieuse richesse. Que le protoxyde d'azote se répande et soit étudié en tous lieux, et bientôt les observateurs, usant des voix retentissantes et de la publicité indépendante, auront à prononcer sur cet agent du plus haut intérêt un jugement qu'eux seuls peuvent rendre légitime et sans appel.

« Dr Henri Favre. »

(*France médicale*, 6 février 1867.)

Ne pouvant reproduire tous les articles écrits sur le protoxyde d'azote, nous terminerons en citant l'approbation donnée tout récemment à nos travaux par M. le professeur Bertsch, dans une leçon qu'il a consacrée au protoxyde d'azote. « Je suis heureux, nous a écrit ce savant, d'avoir pu « signaler la part active, intelligente et considérable que « vous avez prise à une application si utile de la chimie à la « chirurgie. »

2° Liste des Médecins devant lesquels nous avons opéré.

Iᵉʳ TABLEAU.

Hôpitaux dans lesquels nous avons pratiqué des opérations avec le protoxyde d'azote.

HOPITAUX OU NOUS AVONS OPÉRÉ.	NOMS DES MÉDECINS devant lesquels nous avons opéré.	OPÉRATIONS PRATIQUÉES.
	MM.	
Charité......	Velpeau......	Ouverture d'un large abcès.
Hôtel-Dieu....	Dolbeau......	Opération sur le sein.
Idem.......	Maisonneuve....	Ongle incarné.
Saint-Louis....	Voillemier.....	Deux cautérisations profondes au fer rouge d'une tumeur cancéreuse et opération du phimosis.
Saint-Louis...	Guérin.......	Ouverture d'un panaris.
Saint-Antoine..	Broca.......	Ouverture d'abcès profonds situés à la face interne de la jambe; Ouverture d'un kyste synovial de la face dorsale du poignet.
Saint-Antoine..	Foucher......	Incision de plusieurs tumeurs chez une jeune fille.
Beaujon.....	Richard......	Opération sur les seins.
Midi.......	Saint-Germain...	Phimosis.
Lariboisière...	Verneuil......	Fistule à l'anus.
Cochin......	Follin.......	Phimosis.
Pitié.......	Richet.......	Ouverture d'un panaris.
Idem......	Gosselin......	Ouverture d'abcès, etc.
H. des cliniques.	Giraud-Teulon...	Dilatation d'une fistule lacrymale.
H. des Enfants..	Blache.	Extractions et cautérisation.
H. Val-de-Grâce.	Legouest......	Diverses opérations.

IIᵉ **TABLEAU.** — *Opérations pratiquées dans notre cabinet.*

NOMS DES MÉDECINS OU DES SAVANTS devant lesquels nous avons opéré.	OPÉRATIONS PRATIQUÉES.
Le professeur NÉLATON (de l'Institut).	Administré le protoxyde d'azote à une dame très-nerveuse.
Le professeur RICORD (président de l'Académie impériale de médecine).	Plusieurs extractions.
Le professeur Jᵉˢ CLOQUET (de l'Institut).	Extraction de deux grosses molaires ayant déterminé la formation d'abcès multiples à la face externe du menton, et extraction d'une grosse molaire chez un individu redoutant tellement la douleur qu'il était venu de Madrid pour se faire opérer.
Le Professeur CRUVEILHIER	Extraction de deux dents molaires chez une dame extrêmement nerveuse.
Dʳ MARION SIMS.	Extraction de trois dents chez une jeune dame que l'on n'avait pu réussir à endormir avec le chloroforme et l'éther.
Dʳ HÉRARD, médecin de l'Hôtel-Dieu.	Extraction de deux dents ayant déterminé une énorme fluxion qui rendait très-difficile l'ouverture de la bouche.
Le professeur BOUCHUT. .	Extractions dentaires.
MILNE EDWARDS (de l'Inst.)	Deux extractions.
PÉLIGOT (de l'Institut . . .	Extraction d'une canine.
SERRET (de l'Institut). . .	Extraction.
LEROY DE MÉRICOURT, médecin en chef de la Marine.	Extraction de 2 dents chez un jeune homme. Administré le gaz à une personne très-nerveuse pour calmer ses crises. Le succès a été complet.
Dʳ BERGERON, médecin des hôpitaux.	Extirpation de deux dents de sagesse ayant produit plusieurs abcès.
GUENEAU DE MUSSY, médecin des hôpitaux.	Trépanation dentaire.
Dʳ MALLEZ.	Rupture d'ankylose.
Dʳ DESMARES.	Extract. de 6 racines et de plusieurs molaires. Cautérisation et avulsion de dents.
M. BERTRAND (de l'Institut).	Extirpation de nerfs dentaires.
Dʳ CAMPBELL.	Plusieurs extractions.
Dʳ LHÉRITIER, médecin de l'Empereur.	*Idem.*
M. Georges VILLE, professeur au Muséum d'histoire naturelle de Paris.	Extractions de deux racines.
SAULCY (de l'Institut). . .	Extractions.
PIORRY, prof. de clinique à la Faculté de médecine de Paris.	Hernie étranglée.
MAGNE.	Iridectomie.

L'énumération complète des opérations que nous avons pratiquées étant trop longue, nous nous bornerons à ajouter à notre tableau la liste alphabétique de quelques-uns des médecins non précédemment cités devant lesquels nous avons opéré :

MM.

AUBERGIER, AUBURTIN, ANCONA, ANGER, BRAUD, BERTHOLLES, BALDOU, BRUTÉ, BLONDEAU, BLANCHARD, BÉNI-BARDE, BÉRAUD, BEYLARD, BAUDIN, BOUTIN DE BEAUREGARD, BOURGEOIS, BELIT, BERTHIOT, BIHOREL, BASTIN, BRICHETEAU, CABANELLAS, CALVO, CRÉTIN, CARBON-NEL, CARNET, CHABORY-BERTRAND, CATELLIER, CLÉRET, pharmacien, CORLIEU, CRAMOISY, COURIARD, de St-Pétersbourg, CAMPARDOU, CHAPELLE, d'Angoulême (a pris du gaz pour dissiper une migraine), CHAPUIS, CATTIN, CLUZEAU, COIZEAU, COURSERANT, CHAIRON, CHAMPOUILLON, CURIE, CHAIROU, CHAIX, DUBOIS, DEBOUT Fils, DUPUY, DUMOUTIER, DELORE, DOYON, de Lyon, DUMONT PALLIER, DORÉ, ex-préparateur à l'École polytechnique, DUPIERRIS, père et fils, DEROY, DUPRÉ, DUSSERIS, DANET, DUBOIS (Émile), D'ÉCHERAC, DÉLIT, FORGET, A. FERRAND, FAUVEL, FOURNIER (Alphonse), FÉRÉOL, FRANÇO, GENT, GAUME, GAURAN, GRANGE, GALEZOSWKI, GALEZOSWKI neveu, HERSCHELL, HUET, HATTON, HALLÉGUEN, HERVÉ DE LAVAUR, HURST, HILLARET, ISSARTIER, JADELOT, JEANNEL, JOURDANNET, JULIEN, de New-York, JOUSSET, LEGRAND DU SAULLE, LABREVOIT, L'ÉGUILLOU, LETELLIER, LEUDUGER, de Saint-Brieuc, LACHAPELLE (Ernest), LEBRETON, LE CLERC, LOMBARD, LANOIX, LE GRIFS, LAPRA, LAMARRE, LECONIAT, LAGUERRE, LACRONIQUE, LAUNELONQUE, LEGRAND (Maximin), LOWE, MONOD, MORIN, MURPAIN, MOITY, MOUTIER, MAGNE, MOUYEOT, MILLARD, MAYER, MOSER, MICHEL (Edouard), MIRAMONT, MILLARD, NORD, NEUDIN DE CONDÉ, NOACK, NITARD-RICORD, Paul POSSOZ, PILLON, POGGIOLI, PIETRA-SANTA, PORTEFAIX, PARTHENAY, PRAT, PORTALIER, PASQUIER, PALLIER, ROBILLARD, RIVOLI, TRIPIER, RENUCCI, à Blois, SERVEAUX, SALES-GIRONS, SOTTAS, VERLIAC, LOVE-ZAYAS (Havane).

TABLE DES MATIÈRES.

Imprimerie de Cosse et J. Dumaine, rue Christine, 2.

MUSÉE DES RESTAURATIONS BUCCALES

DE A. PRÉTERRE,

APPAREILS PROTHÉTIQUES CONSTRUITS POUR LES HOPITAUX CIVILS ET MILITAIRES ET POUR LA PRATIQUE CIVILE.

Bec-de-lièvre simple ou double, Gueule-de-loup, Résections partielles ou totales des mâchoires inférieure ou supérieure, Nécroses phosphorées, Perforations palatines simples ou multiples, Accidents syphilitiques tertiaires, Difformités dentaires, Anomalies, etc., etc.

Tous ces appareils sont des duplicata des appareils construits pour les malades blessés ou opérés confiés à nos soins, par MM. les docteurs dont les noms suivent, et ils peuvent être divisés ainsi qu'il suit :

1° Restaurations du maxillaire supérieur et du maxillaire inférieur après leur ablation totale ou partielle ;

2° Obturateurs des fissures congénitales où acquises de la voûte et du voile du palais, ne remplaçant pas seulement la substance perdue, mais rétablissant les fonctions de l'organe ;

3° Restaurations des plaies d'armes de guerre, pièces commandées par le Gouvernement français pour les blessés de Crimée et d'Italie, de Chine et du Mexique ;

4° Pièces diverses dont la nature n'a pas permis le classement.

1. **Nélaton..** . . Obturateur pour une fenêstre palatine pratiquée pour l'enlèvement d'un polype naso-pharyngien. (*Hôp. des Cliniques.*)

2. **Demarquay.** . Obturateur à ressort pour une division syphilitique.
(*Maison municipale de santé.*)

3. **Ricord** . . . . Obturateur à ressorts palmés pour division syphilitique du voile du palais. (*Hôpital du Midi.*)

5. **Trousseau..** . Obturateur à boule excentrique pour une perforation du voile du palais. (*Hôtel-Dieu*)

6. **Velpeau.** . . . Obturateur à cage métallique pour division congénitale du voile du palais.

8. **Denonvilliers.** Obturateur à cage pour division congénitale de la voûte et du voile du palais ; résection de l'os incisé et chéiloplastie l'obturateur est porteur de quatre dents incisives.
(*Hôpital Saint-Louis.*)

Debout.. . . . . Obturateur mi-rigide, mi-souple, appliqué pour division congénitale de la voûte et du voile du palais avec un plein succès chez un malade qui avait subi (1847) une opération infructueuse de staphylorrhaphie, par M. Roux.
(*Présenté à la Société de chirurgie, le 26 juillet 1862.*)

2. **Mounier** . . . Appareil destiné à combler une perte de substance résultant d'une fracture comminutive du maxillaire supérieur, avec destruction de la portion palatine et de toute l'arcade dentaire du côté gauche, à l'exception des trois molaires du côté gauche. (*Plaie d'arme à feu.—Bataille de Magenta,*)

14. *Baron* **Larrey** et **Perrin.** Restauration du maxillaire inférieur brisé comminutivement par une balle qui avait emporté en même temps une partie de l'arcade dentaire du côté droit. (*Présenté à l'Acad. imp. de méd.— Bataille de Magenta.*)

17. **Baizeau.** . . . Appareil destiné à remplacer tout le corps de la mâchoire inférieure, détruit par une balle qui, en même temps, avait enlevé la presque totalité de la langue et rendu par là impossible la mastication et la déglutition ; ces désordres déterminaient une perte de salive et des troubles de la digestion auxquels cet appareil a également remédié. — Présenté au conseil de santé des armées.
(*Hôpital du Val-de-Grâce - Bataille de Solférino*

81. Beyran. . . . Restauration de la portion droite et de l'angle du maxillaire
          inférieur après fracture comminutive par un coup de feu.
                              (*Assaut de Malakoff.*)
20. Legouest. . . Appareil contentif appliqué pour la destruction du maxillaire
          inférieur et du menton par une balle. (*Val-de-Grâce.*)
          Cet appareil a eu surtout pour résultat de remédier
          au chevauchement des dents et autres désordres, suites
          inévitables de la perte du maxillaire inférieur, sur la voûte
          palatine et sur l'arcade dentaire supérieure.
                              (*Bataille de Montebello.*)
22. Maisonneuve . Restauration d'une portion du maxillaire supérieur après son
          ablation.
                  (*Maladeprésenté à l'Acad. de méd.—Hôp. de la Pitié.*)
24. Michaux. . . . Restauration du maxillaire supérieur droit, enlevé pour une
          tumeur myéloïde.
26. Maisonneuve . Maxillaire inférieur en totalité, pour remplacer le maxillaire
          inférieur enlevé pour une tumeur de nature fibreuse déve-
          loppée dans le corps de l'os, et s'étendant de chaque côté du
          droit principalement. (*Présenté à l'Académie de médecine.
          — Hôpital de la Pitié.*)
29. Broca. . . . . Obturateur pour une division de la voûte du voile du palais.
                              (*Hôpital de Bicêtre.*)
30. Parise *de Lille.* Maxillaire supérieur gauche et moitié latérale de l'ethmoïde
          du même côté entièrement remplacés à la suite de leur abla-
          tion nécessitée par une tumeur fibro-plastique.
36. Chassaignac. . Obturateur pour une nécrose du maxillaire supérieur avec per-
          foration de la voûte palatine.
38. Nélaton et Sédillot. Appareil destiné à combler une double fissure palatine
          Cet appareil est porté depuis sept ans, et comme il s'a-
          gissait ici de traumatisme, les résultats ont été immédiats :
          nul n'eût pu soupçonner l'infirmité du malade.
44. Cullerier. . . Obturateur pour une fissure syphilitique du voile du palais. Il
          offre ceci de particulier que le ressort qui soutient la fente
          du voile du palais est de forme entièrement circulaire.
                              (*Hôpital du Midi.*)
45. Nélaton . . Appareil pour la cautérisation de la voûte palatine.
          Cet appareil a permis à M. le professeur Nélaton d'em-
          ployer pour la première fois un procédé qui lui est propre
          pour la destruction, au moyen d'un chlorure de zinc, d'une
          tumeur encéphaloïde, dont l'état de dégénérescence faisait
          redouter l'hémorrhagie. (*Clinique de la ville.*)
46. Giraldes. . . Obturateur de la voûte et du voile du palais, division congé-
          nitale. (*Hôpital des Enfants.*)
47. Duchenne *de Boulogne.* Élévateur de la langue dans un cas de paralysie de
          cet organe. (*Clinique de la ville.*)
48. Dunglas . . . Nez artificiel our masquer la destruction, par un cancer, de
          toute la partie droite de l'aile à la racine. (*Fac. de Lima.*)
50. Huguier. . . . Appareil appliqué sur la couverture d'un abcès du sinus maxil-
          laire qui avait entraîné la nécrose et la destruction du sinus
          et de l'arcade dentaire du côté gauche. (*Hôpital Beaujon.*)
54. Michon . . . . Appareil pour combler la cavité résultant d'une ablation d'une
          portion du maxillaire supérieur pour une nécrose de cet os.
                              (*Hôpital de la Pitié*)
57. Vallet *d'Orléans.* Obturation pour une division congénitale de la voûte et du
          voile du palais.
58. Bertherand. . Destruction complète du nez et de la voûte palatine, légère
          perte de substance de la portion moyenne du maxillaire
          inférieur. — Restauration mécanique de toutes ces parties.
          (Suite de tentative de suicide.) Présenté à la société de chi-
          rurgie, 28 avril 1863. (*Hôpital d'Alger.*)
59. Laveran. . . . Obturateur pour une perforation palatine avec perte des inci-
          sives par suite d'ulcération syphilitique.
                              (*Hôpital militaire du Val-de-Grâce.*)

60 JARJAVAY . . . Appareil construit pour un malade de son service et qui portait
une fistule et une nécro-e du sinus maxillaire. Cette pièce
est construite sur le principe des dentiers à succion, complétement isolée des dents restantes et fixée au palais par le
seul moyen d'une chambre à air. (*Hôp. Saint-Antoine.*)

61. VERNEUIL. . . Obturateur appliqué après une opération de staphylorrhaphie;
le voile a pu être réuni en partie, et les portions dures de la
voûte, séparées par un trop grand espace, n'ont pu être rap-
prochées, et la fermeture de l'orifice restant a nécessité
l'emploi de cet appareil. (*Hôtel-Dieu.*)

63. MONOD.. . . . Obturateur fenêtré avec luette articulée, appareil porté depuis
5 ans. (*Maison municipale de santé.*)

67. MALGAIGNE. . Obturateur à cage en or pour division congénitale de la voûte
et du voile du palais. Cet appareil est l'un des plus élémentaires que nous ayons construits, mais il a donné néanmoins
des résultats assez satisfaisants; car nous n'avons pu obtenir
du malade qu'il fût remplacé par un plus perfectionné.
(*Hôpital Beaujon.*)

120. LANGENBECK *de Berlin*. Modèle d'une pièce exécutée pour un malade auquel
on avait pratiqué l'ablation du maxillaire supérieur dans sa
totalité à la suite d'un cancer de cette région.

121. GOFFRES. . . Appareil rétablissant la symétrie de l'arcade dentaire inférieure
détruite par une tentative de suicide. La figure de cet appa-
reil représente une arcade dentaire supplémentaire et appliquée extérieurement à l'arcade dentaire restante et rétrécie
de plus d'un tiers par la blessure. (*Hôp milit. de Vincennes.*)

122. GOFFRES. . . . Appareil pour remédier à la perte des 6 dents antérieures
de la mâchoire supérieure et d'une portion de l'os incisif
emportée par un coup de pied de cheval. (*Même hôpital.*)

123. HARDY . . . . Obturateur pour division congénitale du voile du palais. —
Sujet déjà opéré par M. Roux.

124. MARJOLIN. . . Obturateur du voile du palais, seule division congénitale sur un
sujet âgé de 11 ans. (*Hôp. des enf. mal. Ste-Eugénie.*)

125. SIMPSON *d'Edimbourg*. Obturateur pour une division très-large de la voûte et
du voile du palais.

130. GOSSELIN . . . Obturateur après staphylorrhaphie; le voile seul ayant pu être
réuni. (*Hôpital Cochin.*)

131. RICHET . . . . Nez artificiel; accidents syphilitiques. (*Hôpital de la Pitié.*)

138. BOUCHUT . . . Obturateur pour une division d'origine syphilitique de la voûte
et du voile, simulant par sa disposition une division congé-
nitale chez une petite fille de 11 ans.
Nous avons pu faire profiter cette enfant de la disposition
nouvelle de nos appareils, que nous appliquons aux cas con-
génitaux. (*Hôpital Sainte-Eugénie.*)

142. CUSCO. . . . . Appareil destiné à combler la perte de substance résultant de
l'ablation d'une portion du maxillaire supérieur suite de nécrose. Cet appareil est en place depuis six ans.
(*Hôpital de la Salpêtrière.*)

150. CALVO. . . . . Appareil à voile mobile pour une nécrose syphilitique d'une
portion antérieure du maxillaire supérieur, obturant deux
cavités dans la voûte palatine et une fissure dans le voile du
palais. (*Dispensaire spécial de la cité Trévise.*)

151. VELPEAU . . . Nez artificiel.

152. JOBERT DE LAMBALLE. Appareil contentif à la mâchoire supérieure et maxillaire artificiel pour remédier aux suites d'une ablation de cet
os du côté gauche.

**Les collections sont soumises à l'examen de MM. les Chirur-
giens et Médecins de 4 à 5 heures tous les jours, le dimanche
excepté.**

**En prévenant à l'avance, on pourra voir des sujets porteurs
des appareils.**

A. PRÉTERRE, 29 boulevard des Italiens, Paris.

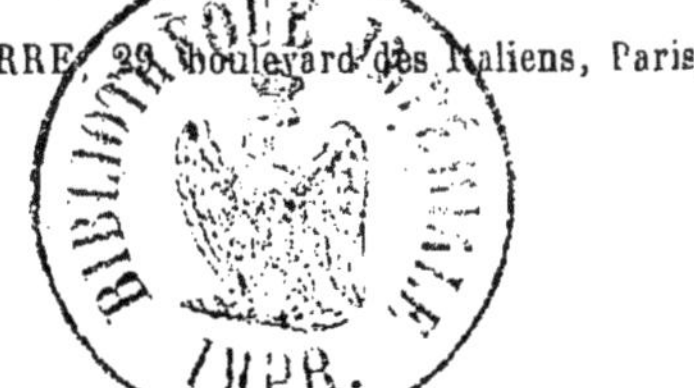

9 782329 025384